國文譯註

舍岩道人鍼灸要訣(全)

舍岩道人 原著

杏坡居士 李泰浩 譯註

KB191637

國文譯註

舍岩道人鍼灸要訣(全)

舍岩道人 原著

杏坡居士 李泰浩 譯註

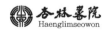
杏林書院
Haenglimseowon

譯者의 緒言

一鍼二灸三服藥

療治의 道는 첫째는 鍼, 둘째는 灸이며 藥治療法은 셋째라고 古人은 말하였다. 標幽賦에 이른바 「拯救之法이 妙用者鍼」이라 한 것도 이 때문이요 '華陀', '扁鵲'이 悠久數千星霜을 지낸 今日까지 神醫의 稱을 듣는 것도 또한 이 때문이다. 그러므로 醫家綱法인 內經에도 「拘於鬼神者는 不可與言至德이오 惡於砭石者는 不可與言至妙」라고까지 하여 刼病捷功(겁병첩공)은 鍼 以上 다른 如何한 方法으로의 追從을 斷然不許한다는 鍼灸至上論을 強調하였다.

그러나 鍼道의 捷病最奇(첩병최기)는 이른바 「亂刺經絡하여 出血如奮(출혈여분)」에 있는 것이 아니오 오직 「百病之生이 皆有虛實일새 補瀉行焉」이라는 鍼道原則에 依據하여 「致邪失正」의 過誤를 犯함이 없어야만 비로소 그 所期의 目的을 達成하게 되나니 金鍼賦에 「須要明於補瀉라야 方可起於傾危」라 한 것이 참으로 此를 指稱한 것이다.

本書의 原著者 舍岩先生은 그의 尊姓大名을 밝힌 바 없고 그저 道號 '舍岩'이라 하였을 뿐인데 石窟 속에서 得道했기 때문이라 하며 僧侶 本質이 俗姓發表를 忌하는 것이 通則이고 보니 推考할 必要性을 느끼지 않으나 最近 此書公刑의 報를 接하고 專爲上洛한 江原道 一老醫의 傳하는 바에 依하면 舍岩은 卽 別人이 아니라 距今 四百十數年 前인 壬亂 當時에

僧兵을 指揮하여 많은 戰功을 세우고 軍使로 日本에 건너가 여러 가지 異蹟을 나타내어 倭人의 肝膽을 서늘하게 한 저 有名한 四溟堂松雲大師의 首弟子라 한다. 그러나 此書가 일찍이 發板된 일이 없고 다만 寫本 「舍岩鍼灸訣」이 世人罕知 裡(세인한지리)에 埋沒되었든 이른바 「海內의 孤本」으로서 六·二五動亂 卽前에 서울에 계신 篤志家 金順基先生의 厚意를 蒙한 것이다.

그런데 本書立法의 情神은 「內經」 本瀉原則에 「實則制其母, 瀉其子」의 傳統的學說을 「補其讐(보기수), 瀉其子」란 새로운 立法을 해놓은 形式的의 相違만은 없지 않으나 東洋哲學의 根底가 되는 陰陽五行生克原理에 立脚하여 다같이 補虛瀉實에 萬遺憾이 없이 條理整然한 神秘妙訣임에 틀림이 없는 것이다. 不佞이 一·四後退 當時 千金의 家財보다도 一卷의 珍書를 重하게 여기어 懷中에 간직하고 下鄕 隱居 二年有半인 四二八六年 六月에 不幸이도 癱瘓風疾(탄탄풍질)로 床席에 委頓(위돈)하여 呻吟하게 되었었다.

無醫僻村인지라 旋治無方은 不得己한 事實이었으므로 窮餘之策으로 蠹筐(두광) 中에서 此書를 뒤져 가지고 斯學의 門外漢 側近者를 명하여 要穴을 墨으로 占記 시킨 다음 依法試鍼의 結果 不過三下에 躍然起床하게 되는 靈効를 보게 되었다.

不知中 입에서는 「神奇妙哉」의 嘆을 禁할 수 없었으며 幾人의 同病者에게 相憐의 惠를 베풀어 試驗해보았다.

아… 「一鍼中穴, 應手而起」란 것도 「醫之爲道, 變通雖在人, 本原, 必在於學」이라 한 것도 果然 모두 虛言이 아닌 것을 恍

然(황연)이 自覺하게 되었다. 이제 此書의 入梓(입재)는 金先生의 印布公好의 囑을 仰副하려 함에 있는 것이오. 敢히 「加惠兆民, 施澤萬世」의 功德을 自負하려 함은 아니다. 因하여서 序에 代한다.

建國後 十二年 己亥 四月 浴佛日
白烏 李泰浩 書于杏坡書齋

原序

　　盖聞天地開闢에　肇分山川之氣(조분산천지기)하고　人始物資에　克配動静之形이라　東西는　日月이오　南北은　星辰이라　兩儀一妙運於龍畫하고　五行이　並行於龜銘이라

　　四象이　得路하고　八卦從令이라　氣雖懸於白日이나　理必憑於玄冥이라　由賢士之宜講이니　豈愚夫之敢忖가　夫氣賦於人者一有百骸九竅하고　形着於病者　一有千邪萬靈이라　筋骨脈絡은　變化無窮이오　生旺休囚는　運行不停이라　是故로　古人이　卜補瀉之理에　有其理義나　無其辭러니　後哲이　著溫凉之書하여　傳於後하고　而行於世로다　黃岐는　試藥石之問答하고　華扁은　垂鍼灸之典則이라　立君臣佐使하여　以治寒熱하고,　用補瀉迎隨하여　而救寒冷이라　體作三才之棟樑하고,　穴爲五行之門庭이라　布一身之虛實하고,　審七情之浮沈이라　醫者는　意也니　於心必應이오　病者는　虛也니　唯手是聆이라　寒冷相升은　由肺腎之黑白이오　風火互動은　自肝心之紅靑이라　濕長流於脾原하고　熱恒煽於胥局이라　膽必生者는　小腸也오　脾可産者는　肺經이라　三焦는　散居하고　膀胱은　咸閤(함합)이라　引氣血歸於任脈에　二氣會合五行이라　木無補於火子에　心病이　自痊이오　土官溺於水臣에　腎必回醒이라　抑西官之金氣에　肝膽이　安穩이오　洗東將之木賦에　脾胃退齡이라　肝位東方에　腎受生而肺受克이오　心居南鄉에　北受克而東受生이라　相生者는　可補오　相克者는　必瀉이며　虛可補요　實可瀉니　信醫之病可見好로되　鬼之言은　莫聽하라

　　- 舍岩

原序 解說文

들으니 천지가 개벽함에, 산천지기가 비로소 나뉘고, 인(人)과 물이 탄생함에, 동정지형(動靜之形)이 능히 배합되었도다. 동서는 일월이오, 남북은 성진(星辰)이라. 음양은 하도에 묘하게 운행되어 보이고, 오행 또한 신령스러운 거북의 낙서에 아울러 운행되어 보이며, 사상(四象)이 길을 얻으니 팔괘가 좇아 나누어지도다.

기(氣)는 백일하에 드러나 있지만, 이치는 가운데에 의지하나니 현명한 선비의 강의로 말미암음이 마땅할 것인즉, 어찌 어리석은 사내가 감히 헤아리겠는가?

무릇 기가 사람에게 부여된 것으로 백수구규(百骸九竅)가 있고, 형상이 병에 부착된 것으로 천사만령(千邪萬靈)이 있는데 근(筋), 골(骨), 맥(脈), 락(絡)은 변화가 무궁하고, 생왕휴수(生旺休囚)는 운행이 불규칙하도다.

이런 연고로 보사(補瀉)의 이치를 올바로 전하는 바가 없더니, 후에 훌륭한 사람이 책을 만들어 후대에 전함으로써 세상에 행해지게 되었다.

황제와 기백(岐白)께서는 약석(藥石)에 대한 문답을 시도해 주셨고, 화타와 편작께서는 침구(鍼灸)의 법칙을 드리워 주시니, 군신좌사(君臣佐使)를 세워 한열(寒熱)을 치하고, 보사영수(補瀉迎隨)를 이용하여 한냉(寒冷)을 구하도다.

몸은 삼재(三材)의 동량(棟樑)을 만들고, 혈(穴)은 오행(五行)의 문정(門庭)이 되나니, 일신의 허실을 널리 관찰하고,

칠정(七情)의 부침(浮沈)을 살펴야 한다. 의자(醫者)는 의야(意也)니, 심중에 반드시 응해야 할 것이오, 병이라는 것은 허(虛)라는 뜻이니, 오직 손(手)만이 깨달아 알 수 있는 것이다.

한냉(寒冷)이 상승함은 폐(肺)와 신(腎)의 흑백을 말미암음이오. 풍화가 서로 동함은 간(肝)과 심(心)의 홍청(紅靑)으로써이며, 습(濕)은 비원(脾原)에 널리 흐르고, 열(熱)은 항상 가슴에 성(盛)하도다. 담(膽)이 반드시 생(生)하는 것은 소장(小腸)이오, 비(脾)가 가히 생산(生産)하는 것은 폐경(肺經)이라. 삼초(三焦)는 흩어져 머물고, 방광(膀胱)은 모여서 성(盛)하니, 기혈(氣血)을 이끌어 임맥(任脈)에 돌아감으로써 두 기운이 오행에 회합하도다. 목(木)이 화(火)에 보(補)해주는 것이 없을 때에 심병(心病)이 스스로 낫고, 토관(土官)이 수신(水臣)에 빠지면 신(腎)이 회성(凶醒)하고, 서관(西官)이 금기(金氣)를 억제해주면 간담(肝膽)이 편안해지고, 목(木)이 깨끗해지면 비위(脾胃)가 건전 장수케 되리라. 간(肝)이 동방에 제 위치를 바로잡음에 신(腎)은 생(生)함을 받고, 폐(肺)는 극(克)함을 받으며, 심(心)이 남향(南鄕)에 거(居)함에 북수극이동수생(北受克而東受生)이라.

상생자(相生者)는 가히 보(補)함이오, 상극자(相克者)는 반드시 사(瀉)하며, 허(虛)는 가히 보하고, 실(實)은 가히 사하니, 의원에서 병을 치료함은 가히 좋은 결과를 볼 수 있으리라는 말은 믿을 수 있으되, 헛된 말은 믿지 말라.

　-사암(舍岩)

舍岩訣攷徵＝(李在元氏 所論依據)

本書의 對한 參考文獻으로는 아직 이렇다 할만한 發見은 없으나 現在 釜山에서 斯學研究에 沒頭하고 있으며 五行補瀉法을 傳受하고 있는 斯界의 元老 李在元先生의 論文이 日本에서 發行되는 「醫道의 日本」 (彼國 昭和三〇年 十一月一日 發行 第十四卷十一號)誌 第一面에 發表되었음을 읽은 일이 있을 뿐이다.

그런데 氏 所論에 依하면 지난 一九四七年에 九十二才로 死去한 八木翁의 五行補瀉法과 및 現在 實存人物로 柳谷, 本間 兩氏가 西歐諸國에까지 積極宣傳하고 있는 五行補瀉法은 모두 오랜 옛날에 天下에 唯一無二한 우리 「舍岩訣」을 輸入해다가 彼國固有學說인 樣 假裝한 것으로 剽竊의 嫌이 不無하다 하였다. 氏는 尊敬하는 學者이니 虛言이 없을 게다.

四溟堂의 略史

四溟堂은 李祖 中宗 三十九年 甲辰(西紀 一五四四年)에 誕生해서 光海 二十年(西紀 一六一〇年)에 永眠한 道僧으로서 法號를 松雲大師라 하며 이름은 維政이라 한다.

宣祖 때에 有名한 道僧으로 壬辰倭亂을 당함에 僧兵을 指揮하여 많은 戰功을 세웠으며 膽略과 機智가 있어 亂中에도 軍使로 兩便陣中에 往來하였고 亂이 끝난 後에 日本에 건너가 여러 가지 異蹟을 나타내어 倭人들의 肝膽을 서늘케 하였다.

그리고 也終에는 잡혀간 同胞 三千名을 찾아오고 여러 가지 情報를 얻어왔으며 그의 이름은 內外를 통하여 生佛로 알려졌었다.

凡例

一. 篇을 바꾸어 實際를 準備의 앞에 둔 것은 著述 本來의 體制에 어긋나는 줄을 모르는 것은 아니나 때는 二十世紀 後半期, 무엇보다도 時間의 節約이 切實히 要請되므로 아무쪼록 손쉽게 찾아내도록 하기 위한 權變에서 取한 措置이다.

一. 本訣의 中病의 靈効가 鬼施, 神說의 妙가 있는 것은 其補瀉의 手法이 世所共知의 「內難」 所論과 다르게 虛하면 「抑其官」 實하면 「補其讎」의 補, 瀉法을 써서 萬古不刊의 秘를 獨擅한데 있는 것이므로 이제 敢히 自私하지 못하고 公刊流布함과 아울러 이를 一般에 普及하기 爲하여서는 複雜多端한 多數書籍涉獵의 弊보다는 單一本의 便益이 要請되므로 此書를 學習하기에 一應便利가 있는 것이라면 (例하면 經穴的研究 및 諸圖表 一覽 等等) 모조리 準備篇에 採擇編入하였다.

一. 舍岩의 舊本에는 「醫方活套(의방활투)」 針線式의 對證療法을 臚列(려열)한데 不過하였으나 이제 時代人으로서 가장 納得하기 쉽게 하기 위하여 누구나 알 수 있도록 한글로써 譯註解明하고 一一이 病證을 究明하였으나 魚目混珠의 譏를 免하지 못할 줄 안다.

一. 本訣名章證治條下에 모두 「病源과 및 證治槪論」을 續貂한 것은 歷代名醫의 不滅의 精華를 널리 涉獵하기 爲함이오 代名의 資로써 譯者의 私言인 양 假裝하렴은 아니다.

[목차]

第一講 實際篇

第一章 中風門

第一講 實際篇

第一章 中風治方補瀉迎隨別方五行正理通諸病

> **[注意]** 中風諸證에는 昏沈(精神 못 차리는 것) 牙關緊閉(아관긴폐=입을 악무는 것), 痰涎壅塞(담연옹색=담이 목구멍을 틀어막는 것), 舌瘖(설음=말 못하는 것) 等 證을 併發하는 것이 普通이므로 '急則治標'라는 內經原則에 依하여 應急處置를 先行해서 稍醒하기를 기다려 가지고 그의 모든 後遺症(手足不遂 等 證)은 原因 或은 對證療法을 徐徐히 適宜하게 選用하되 證勢 如何에 따라서는 以下方法을 繼續 反復해야 한다. 왜냐하면 風은 古來로 百病의 長이라는 稱號를 가진 惡質的 證候이어서 아무리 中病의 療法을 如한다 하더라도 그 發效는 漸進的이며 따라서 舊體依然하게 完治하기까지는 相當한 時日의 空間이 要請되므로써이다.

一. 風懿(풍의, 內經所謂 擊仆 俗所謂 卒中風 西醫所謂 腦溢血)

① 見證=생떼 같은 사람이 별안간 쓰러져 人事를 못 차리고 자반뒤집기(角弓反張)를 하는 證.

② 療法=十宣穴(열 손가락 十指尖) 끝 손톱(爪甲)과 相去하기 一分의 位이니 左右共十穴)을 通(三稜鍼으로 刺出血한다)

二. 中臟

① 見證=中風의 裏證으로서 흔히는 九竅에 滯하는 것이 普通인데 人事를 못 차리며 담이 목구멍을 막아서 씩씩거리고

或은 四肢를 못쓰며 言語를 되채지 못하는 證.

② 療法-關元 氣海 瀉.

三. 中肝怒中

① 見證=上과 같은 證에 땀기가 없고 惡寒이 나며 靑色을 呈하는 證.

② 療法=肝實이니 合谷 太衝 瀉.

四. 中心(思慮中)

① 見證=上과 같은 證에 땀기가 많고 놀라기를 잘하며 赤色을 呈하는 證.

② 療法=心實이니 大敦 瀉. 商丘 補.

五. 中脾(喜中)

① 見證=上과 같은 證에 땀기가 많고 몸이 더우며 黃色을 呈하는 證.

② 療法=脾虛니 大敦 瀉. 少府 補.

六. 中肺(氣中)

① 見證=上과 같은 證에 땀기가 많고 바람기를 싫어하며 白色을 呈하는 證.

② 療法=肺實이니 太白 瀉. 少府 補.

七. 中腎(虛勞中)

① 見證=上과 같은 證에 땀(汗)기가 많고 몸이 차며 黑色을 呈하는 證.

② 療法=腎虛니 太白 瀉. 經渠 補.

八. 卒風不語

① 見證=별안간 中風으로 因하여 言語가 不能한 證.

② 療法=肉痺胃實이니 三里 迎. 隨又方=然谷 瀉. 二間 補.

九. 角弓反張

① 見證=머리와 발을 뒤로 젖히고 자반뒤집기를 하는 證.

② 療法=膽實이니 束骨 瀉. 陽谷 補.

一〇. 眼載上反不能言語

① 見證=눈을 뒤집어쓰고 말을 못하는 證.

② 療法=三里 瀉. 第二腰椎, 第五腰椎를 一齊히 施灸하되 補하라.

一一. 津津流涎(진진유연)

① 見證=침(涎)을 줄줄 흘리는 證.

② 療法=八邪穴(手五指 岐骨間 卽 大都, 上都, 中都, 下都 四穴이니 左右共八穴)을 鍼한다.

一二. 口噤痰塞(구금담색)

① 見證=입을 악물고 담(痰)이 막혀서 목에서 톱질소리(引鉅聲)가 나는 證.

② 療法=脾虛니 少府 瀉. 經渠 補.

一三. 中腑

① 見證=中風의 表證으로서 흔히 四肢에 着하나니 半쪽을 못쓰며 口, 眼이 한쪽으로 삐뚤어지고 아픈 줄은 아나 語訓만은 변치 않은 證.

② 療法=太白 瀉. 中脘 風市 補.

風市=膝上外廉(바깥쪽) 兩筋中에 있나니 손을 넓적다리에 늘어뜨리어 장손가락 끝 닿는 데(中指端盡處)이다.

一四. 中臟(驚中)

① 見證=上과 같은 證에 눈이 땡기며 코를 골고 昏睡不醒이 되며 綠色을 呈하는 證.

② 療法=膽虛니 通谷 補. 委中 瀉.

一五. 中胃(食中)

① 見證=上과 같은 證에 飮食이 내리지 않고 담이 끓어오르며 淡黃色을 呈하는 證.

② 療法=胃虛니 臨泣 瀉. 陽谷 補.

一六. 太息善悲

① 見證=긴 한숨을 쉬며 悲愴한 빛을 나타내는 證.

② 療法=神門 補. 三里 日月 瀉.

一七. 半身不遂

① 見證=말이 어눌하며 半쪽을 못쓰는 證.

② 療法=心虛니 大敦 補. 太白 瀉.

一八. 口眼喎斜

① 見證=입과 눈이 삐뚤어진 證.

② 療法=肝虛이니 然谷 瀉. 小海 補.

一九. 遍身痒如虫行(편신양여충행)

① 見證=全身이 벌레 기어가는 것과 같이 굼성거리고 가려(痒)워서 참을 수 없는 證.

② 療法=心實이니 陰谷 補. 大敦 瀉.

二〇. 偏風口喎

① 見證=쪽바람을 맞아서 입이 삐뚤어진 證.

② 療法=肝實이니 腕骨 瀉. 前谷 迎.

二一. 歷節風

① 見證=온 全身 뼈마디 속이 호랑(虎)이가 무는 것과 같이 아픈 證.

② 療法=腎虛인지라 大敦 瀉. 經渠 補.

二二. 赤癜風(적전풍)

① 見證=皮膚 一部에 赤色 「어루레기」를 呈하는 證.

② 療法=魚際 陽谿 勞宮 支溝 少府 陽谷 大都 行間 解溪 陽輔 崑崙 瀉.

二三. 赤白癜風(적백전풍)

① 見證=皮膚一部에 赤色 혹은 白色의 「어루레기」를 呈하는 證

② 療法=曲澤을 鍼으로 찌르고 그 자리에 上品墨을 갈아 넣으면 不知中에 消滅된다.

二四. 病源과 및 證治槪論(新增)

【杏坡按】=風은 科學知識이 缺如하여 雷聲霹靂(뇌성벽력)을 天의 怒呼라 生覺하던 古代人들은 天地의 噫氣(애기=게트림)라 하였으나 그 實인즉 空氣의 寒, 熱關係의 漲縮으로 因하여 생기는 流動現象으로서 天地間正氣의 一이므로 天에 在하여 立居의 位를 循할 적에는 만물이 힘입어(頼)서 生長收藏하는 것이나 한 번 太過滔溢(태화제일), 卽 流動이 過極할 때에는 無形의 邪氣로 變하여 吾人의 身體를 致寇(치구)하되 善行數變하여 百病의 長이 되는 것이다.

그런데 熱을 挾한 것과 寒을 挾한 것의 두 가지가 있나니 痿墮緩弛(위타안이)하는 것은 前者에, 急通拘攣(급통구련)하는 것은 後者의 所使이다. 六脈은 沈伏한 것이 普通이나 또한 脈이 氣를 따라 奔하여 指下가 洪盛한 것도 있다. 緊을 兼한 것은 表邪, 火를 兼한 것은 氣虛, 遲를 兼한 것은 虛寒, 數을 兼한 것은 虛熱, 滑을 兼한 것은 痰濕이 많으며 浮·遲한 者는 吉하고 緊大急疾한 者는 凶하다.

[補註] 中風, 傷風의 別=「中」은 他物의 所着 卽 맞았다는 義이니 百發百中의 中과 如한 것으로 中風이라 함은 無形의 邪氣인 風의 致寇(치구) 卽 損傷을 받았다는 義로서 感度의 強弱에 따라 強한 것을 中, 弱한 것을 傷이라 한다.

그런데 舍岩은 風을 論하여-

「風者는 天地之正氣오 山川之噓(불허)氣라 是故로 在天之氣와 在地之木과 節序之春과 人身之肝과 病者之邪也라 以此로 天氣濁而風動하고 地勢淸而寒生하나니 寒本腎水오 風是肝木이라 是故로 體氣虛弱이면 風必傷腑니 補陽金而瀉火하고 血脈殘衰(혈맥잔쇠)면 痃可損臟(동가손장)이니 溫陰土而平木이라 陽水偏枯를 謂之半身不遂니 可治三里오 風脾는 四肢不遂니 必診腕丹이라 懿(아름다울 의)奄忍不知에 能治十宜이오 涎泄如浪에 宜通八邪라 總上大略하여 繼下小節하노니 應八卦而執證하고 祭五行而治痓하라」하였다.

二五. 舍岩의 經驗例

[一] 一老人이 年六十에 말을 더듬거리며 (言語蹇澁(언어건삽)) 左手足이 힘이 없고 조금 부증이 있으며 절뚝발이 걸음으로 겨우 戶庭出入을 한 지가 벌써 七八年이 된지라 此는 心虛證半身不遂이므로 大敦 補, 太白 瀉하기 數度에 몸이 가볍고 浮證이 빠져 (身輕浮袪) 行步가 便하게 되었다. (左病인 故로 右治하였다.)

[二] 一婦人이 年五十에 별안간 昏沈하여 左手足을 뻗고 움직이지(伸而不動) 못하며 右手는 가슴에 대고 한 시간에 한 번씩 흔들며 右足은 무릎을 구부려 세운 채 (曲膝而立正)로 꼼짝달싹을 못하므로 大敦을 補하고 太白을 瀉하였더니

곧 回生해 일어났다.

들건대 病이 초저녁에 始初돼서 精神을 잃고 氣陷하여 呼吸이 들이지 않아서 若存若無하며 이(齒)를 악물어 藥餌를 넘길 수가 없으며 얼굴이 노랗(面黃)고 눈(目)이 들어가기 시작해서 鷄鳴時까지 苦痛하였다 한다. 그런데 面黃한 것으로 봐서 脾中이라 하겠으나 此女人이 소년과부(早孀)로서 心憊가 많았으며 또 손을 흔드는 것은 心虛證에 屬하였으므로 此 方法을 쓴 것이다.(屢試屢驗)

[三] 一兒女가 年十五六에 왼쪽눈(左目)을 작게 감고(左目 微眇(좌목미묘) 右唇을 왼쪽으로 씰룩거리며 左指를 흔들어 堪耐不能의 證을 訴하는데 들건대 벌써 六七日이라 하며 其 人이 몹시 쌀쌀한 것이 特徵이다. 少海를 補하고 然谷을 瀉한 結果 回復되었다.(左病故로 右治)

[四] 一男兒가 年六·七에 口眼이 喎斜되고 左手足을 가누지 못하며 腰·背가 無力하여 비록 부축해 앉아도 支持가 困難한지라 勞宮을 補하고 照海를 瀉한 지 二日만에 한 번에 앉고 두 번에 걸었다.

[五] 一男子 年六十에 산에 가서 나무하다가 卒然히 昏倒하여 右手足을 가누지 못하며 눈동자를 오른쪽으로 모이게 떠 검은자위가 없으므로 視物이 不能하고 腰·背가 無力한지라 勞宮을 補하고 照海를 瀉하기 一日만에 지팡이를 짚고 數射(활두바탕)를 步行하여 行鍼三度에 行步가 自若하며 口·目이 如常하였다.

[六] 一小男兒가 卒然 面色이 퍼렇게 질리고 惡寒이 나며 氣絕한지라 合谷을 瀉하고 太衝을 補하여 곧 깨어났다. 이것

은 俗間에서 말하는 鱉腹(별복=자라배, 제구슬)으로서 肝經의 疾患이므로 肝中方을 用하였다.

[七] 一女兒가 年十四五에 初也에는 惡寒을 느끼더니 문득 昏沈으로 變하여 喉中에서 때로 톱질 소리가 나며 面色이 붉고 땀기가 많은지라 처음에는 心中實證인가 疑心했었는데 알고보니 數日前 午食에 찹쌀 찬밥을 먹고 잔 그 翌日에 드디어 喘急으로 變했다 하며 때는 正히 冬節인데 未消化物 數椀을 吐한 後 連하여 昏心狀을 作했다 한다. 그러므로 脾中虛로 認證하여 少府를 補하고 大敦을 瀉하므로써 곧 깨어났다.

[八] 一女子가 年六十餘에 大椎가 立起하기 平人의 倍로 돼가지고 앉으면 仰臥狀을 作하며 가슴이 퉁겨지고 右臂가 牽引한 지 거의 一年이 腰·背가 뒤로 젖혀져서 角弓反張의 勢를 呈하는지라 風池를 瀉하고 三里를 迎하고 陽谷을 補하고 束骨를 瀉하기 一度에 有效하였다.

[九] 一男子가 年十五에 全身에 浮腫이 나고 兩眼을 微開하여 겨우 物件을 볼 뿐이라 처음에는 脹證인가 疑心했더니 診祭의 結果 項部에 結核이 있으며 體氣가 虛弱하여 반드시 風傷腑라 認證되므로 大腸正格을 用하기 一次에 浮腫이 빠지고 項上結核은 數三度에 消滅됐다.

[十] 一男子가 年十五六에 왼쪽 耳根 밑에 白色 뾰로통한 것이 내밀었을 뿐 다른 아무런 苦痛은 없는지라 이것은 體氣 虛弱으로 오는 一種의 風傷腑證이므로 大腸正格을 用하기 數度에 有效하였다.

[十一] 一男子가 年四十에 항상 陰囊瘙痒證(음낭소양증)을 訴하여 뒤로 肛門에까지 번지고 兩脚曲泉下 膝骨에 이르기까

지 酸痛하며 腹中에는 所滯物이 있는 거와 같은지라 膀胱正格을 用하기 數度에 有效하였다. 曲泉 아래는 肝經의 分野가 되며 所滯物이 있는 거와 같은 것은 食鬱로 생각되는데 膀胱正格을 用한 것은 囊皮(낭피)는 膀胱에 屬한 까닭이며 膝內側의 酸痛은 흔히는 膀胱經에 起因함이오 滯와 如한 者는 三兩嚔(삼양격)의 까닭이다.

[十二] 一男子가 年五十에 兩足外踝(복사뼈) 尖上에 혹과 같은 밤만한 것이 各 一個式 생겨서 눌러도 아프지 않고 時醫가 或은 麻木이므로 不治라 斷言하나 내가 보기에는 左膝의 內側曲泉이 或酸或病한 것은 膀胱의 證이 分明하므로 正格을 用하기 數度에 有效한 것이다. 그러면 外踝가 膽經에 屬하였다는 것은 錯誤일 것이며 「陽水偏枯, 謂之半身不遂」라 한 것은 人의 따라 豊肥한 者에는 흔히 此證이 있는 것은 膏粱之味에 被害인가 한다.

[十三] 一小兒가 年三歲에 항상 泄瀉(淸)가 그치지 않으며 얼굴빛이 누르(黃)고 적은 浮氣가 있으며 齡骨(명치뼈) 밑이 大梁(心積)이 있는 것 같고 耳下 大腸 分野 오른쪽에 核이 有하므로 大腸正格을 治하기 數度에 病已하였다.

[十四] 一婦人이 年四十에 별안간 부들부들 떨며 肢節이 疼痛(동통) 十餘日에 苦極이 經過하여 痛勢가 조금 덜하니 落頜(낙함=턱이 떨어지는 것)이 되어 言語와 視物이 不能하며 四肢가 痺痿(비위)하여 轉側이 不能하고 全身肉色이 瘦脫(수탈)하며 적이 紫黑色을 呈하고 兩脚魚腹內 太陽筋이 때로 拘攣하여 起坐를 任人케 하여 兩脚의 無力하기가 兩臂(양비)보다 甚하기 벌써 四五朔이라 膀胱正格을 用하기 數日에 지

팡이를 짚고 戶庭에 出入하며 落頷이 半收되어 손으로 맞혀서 次次 有效하였다.

[十五] 一男子가 二十餘에 房後翌日에 秋收를 갔었는데 終日토록 惡寒이 나다가 夕後에 별안간 手戰不鎭이 되며 因하여 눈을 뒤집어 써 痙寒(경한)과 같기 一頃에 겨우 氣息을 通하나 자주자주 손으로 입을 가리키거늘 看病者가 口內를 개시하니 舌端이 喉中으로 縮入되며 或啞者와 如히 發聲하고 땀기가 없으며, 빛이 누르고 或譫狂腸을 作하기 벌써 一日이 지난지라 歷節風本方을 用하였는데 補·瀉가 끝나기 前에 全身에 땀이 흐르고 氣息이 如常하며 다만 言語가 平人보다 적을 뿐이다. 그러면 色後傷寒은 흔히 歷節風의 關聯됨이 아닌가 한다.

[十六] 十三歲小兒가 夜啼(야제) 까닭에 其父가 손으로 왼뺨을 쳤는데 자국은 있으나 우는 것은 그치고 아침에 飮食이 自苦하드니 小間에 腹部가 浮洪한지라 丹毒, 胎熱이 아닌가 하여 大腸正格으로써 治療했으나 効驗이 없고 日暮에는 發驚이 되나 빛이 푸르지 않고 등에서 땀이 나는지라 다시 驚風氣亂인가 疑心하여 太衝을 補하고 少府를 瀉했으나 또 不效하더니 肝中方을 쓰므로 有效하기 如神하였나니 急打卒驚이 驚風氣亂이 되지 않고 肝中이 된 것은 무슨 까닭인가 小兒는 血氣가 未完하여 肝氣가 항상 微弱한지라 拼援未達之際엔 受邪가 가장 먼저 되는 까닭으로 肝中이 된 것이다.

第二章 寒門

一. 傷寒一日(病든 첫 날)

① 見證=「九味羌活湯」證 또는 「十神湯」證.

② 療法= 足膀胱經이 受하나니 南陽 補. 三里 瀉. (治官, 補母의 義다)

二. 傷寒二日(病든 이튿날)

① 見證=葛根解肌湯證(갈근해기탕증)

② 療法=足陽明胃經이 受하나니 三里 補. 臨泣 瀉. (抑官, 安身의 義다)

三. 傷寒三日(病든 第三日)

① 見證=小柴胡湯證

② 療法=足少陽膽經이 受하나니 俠谿 補. 南陽 瀉. (抑官, 報母의 義다)

四. 傷寒四日(病든 第四日)

① 見證=理中湯證

② 療法=足太陰脾經이 受하나니 陰淩 經渠 補. 隱日 瀉. (補子, 抑官의 義다)

五. 傷寒五日(病든 第五日)

① 見證=加味四逆湯證.

② 療法=足少陰腎經이 受하나니 陰谷 經渠 補. 太白 瀉. (抑官補子의 義다)

六. 傷寒六日(病든 第六日)

① 見證=三味茱萸湯證 또는 附子理中湯證

② 療法=足厥陰肝經이 受하나니 陰谷 大都 補. 經渠 瀉.
(補子抑官의 義다)

七. 傷寒七日(病든 第七日)

① 見證=「內經」의 이른바 「不加氣, 不傳經者」을 말함이니
足太陽膀胱經의 病이 衰하고 手太陽小腹經이 受하여 頭痛이
小愈한 證

② 療法=小腹經의 正格 및 勝格을 併用한다.

八. 傷寒八日(病든 第八日)

① 見證=足陽明胃經病이 衰하고 手陽明大腹經이 受하여 身
熱이 小歇한 證

② 療法=三理 補. 臨泣 陷谷 瀉. (抑官, 補身의 義다)

九. 傷寒九日(病든 第九日)

① 見證=足少陽膽經病이 衰하고 手少陽三焦經이 受하여 耳
聲未聞(귀가 먹어서 들리지 않는 것)하는 證.

② 療法=至陰 竅陰 瀉. 通谷 俠谿 補한다.

一○. 傷寒十日(病든 第十日)

① 見證=足太陰脾經病이 衰하고 手太陰肺經이 受하였으므
로 腹痛이 減해 前과 같고 飲食을 生覺하는 證.

② 療法=神門 太白 補. 隱白 太敦 瀉.

一一. 傷寒十一日(病든 十一日)

① 見證=足少陰腎經病이 衰하고 手少陰心經이 受하여 渴證
은 그쳤으나 舌乾만은 마찬가지인 證.

② 療法=尺澤 陰谷 補. 太白 太谿 瀉.

一二. 傷寒一二日(病든 十二日)

① 見證=足厥陰肝經病이 衰하고 手厥陰心包絡經이 受하여

大體로 病이 自安한 證.

② 療法＝陰谷 曲泉 補. 南陽 大敦 瀉.

一三. 傷寒通治

治法＝南陽 補. 三里 瀉.(左右併行)

一四. 傷寒無汗惡寒 (땀기가 없고 惡寒이 나는 것)

治法＝四關(左右手合谷 左右足太衝 上瀉 下補한다.

一五. 傷寒多汗驚怔 (땀기가 많고 깜짝 놀라는 證)

治法＝太敦 瀉. 商丘 補.

一六. 傷寒多汗惡風 (땀기가 많고 바람을 싫어하는 證)

治法＝太白 補. 少府 瀉.

一七. 傷寒多汗身熱 (땀기가 많고 몸이 끓는 證)

治法＝太白 瀉. 經渠 補.

一八. 急傷寒 (급작스러이 온 傷寒)

治法＝南陽 補.

一九. 色傷寒 (犯房(범방) 傷寒, 소범)

治法＝腎의 正格 및 勝格을 倂用하리.

二〇. 運傷寒 (염병, 즉 장질부사)

治法＝① 一日＝風府 ② 二日＝二間 ③ 三日＝中渚 臨泣 ④ 四日＝少商 隱白 ⑤五日＝神門 太谿 ⑥六日＝中封 靈道 間使 모두 瀉한다.

二一. 病源과 및 證治槪論 (新增)

【杏坡按】＝傷寒이라 하는 것은 秋의 霧露와 冬의 霜雪 등 寒邪 卽 이른바 天地殺厲의 氣에 受傷한 것을 말한 것으로서 古人은 觸感되어 곧 發하는 것을 傷寒이라 하고 곧 病되지 않고 肌肉之間에 藏하고 榮衛之內에 伏하였다가 春에

至하여 溫煖의 氣로 因하여 發하는 것을 溫病이라 하고 夏에
至하여 暑熱의 氣로 因하여 作하는 것을 熱病이라 하였다.

그러나 愚의 見解로는 大槪 吾人의 身體가 寒에 觸感되면
溫度가 放散되기 때문에 이때에 皮膚는 반드시 緊縮發熱되고
體內의 腹胃는 반드시 停水難運이 된다. 이 現狀 卽 寒邪의
致傷으로 因하여 생기는 病症을 傷寒이라 한 것으로서 西醫
所謂 腸熱病, 日本譯名 腸窒扶斯(장질부사)가 그것일 것이다.
大槪 傷寒의 治法은 古今의 學者가 그 主見을 달리하여 或은
日數로써 拘하는 것도 不可하고 또한 次序로써 例를 삼는 것
도 不可하다 하였으며 宋의 朱肱(주굉)은 其所著 活人書에서
一二日에는 發表해서 散하는 것이 妥當하고 三四日에는 和解
해서 낫게 하는 것이 適宜하며 五六日이 돼도 풀리지 않고
便이 實하면 바야흐로 下하는 것을 議함이 可하다 하였으며
舍岩은 「表問熱論」에 依據하여 日數로써 爲主하여 上과 如한
治法을 立하였다.

二二. 舍岩의 經驗例

傷寒이라 함은 俗間에서 말한 厲疾이 그것으로서 七八日이
된 것은 汗하여야 하며 瘟疫이라 함은 十四日 이상의 것을
말하는 것이다. 所見日이 二日이라면 二日方을 三日이라면
三日方을 써야 한다. 多驗하므로 復記치 않는다.

第三章 天地運氣門

一. 六甲之年

① 見證=歲土가 太過하여 雨濕이 流行하므로 腎水가 邪를 받게 되어 吾人이 恒時 不快感을 느끼며 발에 힘이 없고 발바닥이 아프며 속이 터분하고 四肢를 놀리지 못하는 證을 訴한다.(附子山茱萸湯證(부자산수유탕증))

② 療法=太白 瀉. 經渠 復溜 補. (抑官, 補母의 義이다.)

二. 六乙之年

① 見證=歲金이 不及하여 炎火가 盛行하게 되므로 肩·背가 무겁고 콧물이 흐르며 재채기도 나고 咳嗽, 喘血 等 證을 訴한다.(紫菀湯證)

② 療法=三里 曲池 補. 臨泣 後谿 瀉. (補國, 寧家의 義이다.)

三. 六丙之年

① 見證=歲水가 太過하여 寒氣가 流行하므로 心火가 邪를 받게 되어 몸이 덥고 心이 燥하며 厥陰經 分野에 寒冷을 느끼고 헛소리를 하며 가슴이 아픔과 함께 咳嗽目汗(해수목한) 等 證을 訴하나 夜間이 더욱 重하다.(黃運伏令湯證)

② 療法=陰谷 小海 瀉. 大敦 少衝 補. (洗官, 補母의 義이다.)

四. 六丁之年

① 見證=歲木이 不及하여 燥가 盛行하므로 갈비가 땅기고 아래 배가 아프며 腸鳴溏泄 等 證을 訴한다.(蓯蓉牛膝湯證)

② 療法=二間 通谷 補. 商陽 瀉. (補官, 安民의 義이다.)

五. 六戊之年

① 見證=歲火가 太過하여 火邪가 流行하므로 肺金이 邪를 받게 되어 瘧疾(학질)이 유행되며 小氣, 咳喘, 血泄, 身熱, 骨痛 等 證을 訴한다.(麥門冬湯證)

② 療法=小海 尺澤 補. 少府 魚際 瀉. (克官, 補母의 義이다.)

六. 六己之年

① 見證=歲土가 不及하여 風氣가 盛行하므로 殞泄(손설), 霍亂(곽난)과 함께 몸이 무겁고 배가 아프며 筋骨不安 等 證을 訴한다.(白朮琥珀湯證(백출호박탕증))

② 療法=陽谿 海谿 補. 束骨 臨注 瀉. (抑官, 補民의 義이다.)

七. 六庚之年

① 見證=歲金이 太過하여 燥氣가 盛行하므로 肝木이 瀉를 받게 되어 갈비와 小腹이 함께 아프며 귀가 먹먹하고 눈이 붉고 다리 종아리가 모두 아픈 證을 訴한다.(牛膝木苽湯證)

② 療法=陽谿 解谿 補. 至陰 竅陰 瀉. (君臣慶會의 義이다.)

八. 六辛之年

① 見證=歲水가 不及하여 濕이 盛行하므로 浮腫이 나고 몸이 무거우며 濡泄(유설), 足痿(족위), 脚下疼痛 等 證을 訴한다.(五味子湯證)

② 療法=經渠 復溜 補. 太白 太淵 補. (抑官, 補母의 義이다.)

九. 六壬之年

① 見證=歲木이 太過하여 風氣가 流行하므로 脾土가 邪를 받게 되어 飱泄, 食減과 함께 體重, 煩燥, 腸鳴, 脇, 腹痛 等 證을 訴한다.(苓朮湯證)

② 療法=竅陰 至陰 瀉. 解谿 陽谿 補. (抑官, 安身의 義이다.)

一〇. 六癸之年

① 見證=歲火가 不及하여 寒이 盛行하므로 胸, 腹, 脇, 膺 (응), 肩, 兩臂와 함께 鬱胃, 心痛 等 證을 訴한다.(黃芪伏神湯證)

② 療法=大敦 少衝 補. 尺澤 復溜 瀉. (賢君遇臣의 義이다.)

天地五運의 歲, 太過不及之氣는 모두 補瀉로써 治하여야 한다.

一一. 運氣의 補註

【杏坡按】=運氣라 하는 것은 「內經=天元記篇」에 天人相應의 理를 詳言하여 司天在泉, 間氣의 分이 있고 主歲, 主時, 太過, 不及의 別이 있으나 그 病證의 流行만은 말한 그대로 맞지를 않아서 張飛疇(장비주)는 「天元記」 等 篇이 元來 「素門」의 原文이 아니던 것을 王氏가 「經」 중에 補入한 것인데 後世에서 古聖의 格言으로 그릇 認定한 것이므로「運氣는 不足憑」이라 하고 徐洄溪는 「欺人의 學이라까지 極言하게 된 異常難測의 證으로서 위에 말한 各年의 證이 그해 그해를 따라 相合 (假令 甲年에는 果然 雨濕이 流行되며 多數人이 恒時 不快感을 느끼며 발에 힘이 없으며 발바닥이 아프며 속이

48

터분하고 四肢를 놀리지 못하는 病이 流行되며 乙年에는 果
然 炎火가 盛行하며 肩·背가 무겁고 콧물이 흐르며 재채기
가 나고 咳嗽, 喘血 等 證을 訴하는 病이 盛行되는가 또는
그렇지 않은가 與否)하면 己려니와 그렇지 않으면 運氣病이
아니니 一般治病例에 依하여 診治해야 한다. 我東運氣學의
聖者 草窓道人 尹美(李朝 英祖 元年=西紀一七五二年頃) 先生
의 이른바 「病如不是當年氣어던 看與何年運氣同하여 須向某
年求活法이라야 方知都在至眞中」이라 한 것이 그것이다. 요
컨대 天時가 勝하면 人病을 捨하고 天時를 從하여야 하지만
人病이 勝하거던 天의 時를 捨하고 人의 病을 從하여야 한다
는 것이다.

　　[參考]=天時가 勝하면 人病을 捨하고 天時를 從한다는 것
은 우리가 잘 알고 있는 丙子年의 「쥐통」과 같이 郡, 面 등
의 全部가 모두 同一한 證勢로 蔓廷될 境遇에는 運을 따라
治療해야 하나 곳에 따라 或은 사람에 따라 證勢가 같지 않
을 때에는 運氣는 相關할 것 없이 對證 治療하여야 한다는
義이다.

一二. 舍岩의 經驗例

　　[一] 一女子가 年三十後에 壬年運을 當해서 仲秋月에 별안
간 泄瀉二次에 全身이 厥冷하고 因하여 피(血)를 동이(盆)로
쏟는지라 本方을 用했더니 一次에 小減하고 一食頃을 待하여
再鍼하였더니 卽止하더라 그러면 急證에는 或再鍼하는 것도
無妨하다.

　　[二] 壬戌年 봄에 一男子가 夕後에 腹痛上吐하고 連하여
暴泄를 作하며 腸鳴하여 그렇게 明日 午後에 와서는 두 눈을

뒤집어쓰고 아무것도 보지 못하며 全身이 痲痺하여 만져도 알지 못하고 누워서 泄瀉만 하며 물 한 모금만 먹어도 곧 吐하는지라 窺陰, 至陰을 瀉하고 解谿, 陽谷을 補했더니 鍼이 끝나니 비로소 말하며 腹中冷氣가 下降하여 四末을 꼬집은즉 아픈 것을 알며 小便이 利하고 귀가 들리고 눈이 보이더니 한참 後에 諸證이 全差하더라.

[三] 壬戌年運을 當하여 一女子가 年三十餘에 孕胎한 지 五個月이라 忽然 臍下 曲骨 위가 아프기 始作해서 위로 左脇에 至하면 嘔吐하기를 數次하여 動胎라고는 할 수 있어도 運氣라기는 어려웠었는데 此年運이 嘔吐가 最多하므로 陽谷二穴을 補하고 오래 留鍼했더니 곧 낫더라.

第四章 暑門

一. 中暑

① 見證=心弱, 頭痛, 惡寒, 肢節痛, 心煩虛弱 等 證을 訴하나니 此表也(依原文懸吐抄出)

② 療法=大敦 少衝 補. 陰谷 少海 曲澤 瀉. 又方=中渚補 曲澤 瀉.

(2,3 없음)

四. 病源과 및 證治槪論(新增)

【杏坡按】=暑는 六氣의 一로서 夏月은 相火의 行令인지라 사람으로 하여금 그 氣를 感하면 口齒로부터 肺, 胃에 入하

여 흔히 身熱, 汗出而喘, 煩渴, 多言, 倦怠少氣 等 證을 見하며 或은 下血, 發黃, 生班하고 만일 心包에 侵入하여 血脈에 흩어(散)져 가지고 腦에 들어가면 四肢搐搦, 不省人事 等 證을 訴한다. 脈狀으로 말하면 「內經」에는 「脈虛身熱로써 傷署」라 하고 「金匱」에는 「弦, 細, 芤, 遲로 傷署」라 했다. 大概가 署는 氣를 傷하고 形을 傷하지 않으므로 氣가 消하면 脈이 虛弱하므로써일 것이다. 大抵 脈이 오기(來)를 虛, 大無力, 或은 小弱한 것은 모두 中氣가 本虛함인데 傷署는 不足의 證이 되는 것이므로 만일 洪盛, 數疾의 脈을 得하면 모두 時邪의 熱病을 感受한 有餘證이 되며 만일 脈이 沈, 緊하다면 傷寒冷 및 中寒의 本脈이오 傷署의 脈은 아니므로 비록 夏月이라 하더라도 署證과는 關係가 없으며 만일 惡寒을 見하고 或은 四肢가 逆冷하며 甚至於 迷悶不省, 霍亂吐利(곽란토리), 痰滯嘔逆(담체구역), 腹滿瀉利하는 것은 모두 署傷이 아니오 因署自致의 病이다. 治署의 大法은 濕熱을 去하고 心臟을 맑히며 小便을 이롭게 하므로 爲主하고 氣가 傷한 者는 眞氣를 補해야 하는 것인데 舍岩은 「內經의 署汗煩則 喘渴 陰濕靜則 藏熱」이라는 것을 强調하고 上의 見證을 列擧한 後에 「此는 表也」라 하고 「署者는 心弱」이라 하여 心經正格을 用하였을 뿐이므로 不得已 原文에 依하여 아직 抄記해둔다.

五. 舍岩의 經驗例

單用에는 大敦, 少府 補. 陰谷, 少海 瀉. 만일 效驗이 없으면 中衝 補, 曲澤 瀉. 小兒인 境遇에는 少衝 一穴을 補하면 神効하다.

第五章 濕門

一. 中濕＝內傷

① 見證＝生冷飲食物로 因하여 誘致된 內鬱性濕證은 흔히는 鼓脹, 浮腫 等 證을 訴한다.

② 療法＝少府 大都 補. 大敦 隱白 瀉.

二. 中濕＝外傷

① 見證＝陰雨霧露로 因하여 誘致된 外傷性 濕證은 흔히는 重腿脚氣 等 證을 訴한다.

② 療法＝丹田 陽谷 補. 臨泣 陷谷 瀉.

[補註]＝本書에 引用된 「丹田」의 名은 十四條가 있으나 모두 正經穴名이 아니오 ① 十七椎下에 在한 足太陽膀胱經의 「關元兪」, ② 臍下 二寸에 在한 任脈經 「石門」 兩穴의 別名이 모두 「丹田」으로 되어있다. 此에 「丹田」은 果然 何穴을 指稱함인지 未詳하나 아직 後者에 의하여 解明해둔다.

三. 濕腫

① 見證＝全身이 모두 붓되 腰로부터 足에 至하기까지가 尤甚(우심)하며 氣가 或은 急, 或은 不急하고 大便이 或은 묽고 或은 묽지 않기도 하다.

② 療法＝大敦 隱白 補. 經渠 商陽 瀉.

四. 黃疸

① 見證＝濕, 熱의 交結 때문에 分泌되는 膽의 熱汁이 胃의 濁氣와 相倂되는 까닭에 皮膚와 眼目이 모두 黃色(胃의 本色)을 發하는 證.

② 療法=三里 腕骨 內庭 臨泣 滔谷 瀉.

五. 病源과 및 證治槪論 (新增)

【杏坡按】=濕은 重濁有質의 邪로서 外感, 內傷等 傳入의 經路는 다르다 하겠으나 外感의 濕은 臟腑에 漸入하고 內傷의 濕은 經絡에 漸傳할 뿐으로 그 證狀에 있어 上에 在하면 頭重, 目黃, 鼻塞聲重, 中에 在하면 痞悶不舒(비민불서), 下에 在하면 足脛腑腫, 經絡에 在하면 日晡發熱, 筋骨疼痛, 腰痛不能轉側, 四肢痿弱痠痛(사지위약산통), 膚肉(부육)에 在하면 腫滿, 按肉如泥肢節에 在하면 屈伸强硬, 隧道에 在하면 重着不移, 皮膚에 在하면 頑痲(완마), 氣血에 在하면 倦怠, 肺에 在하면 喘滿咳嗽(천만해수), 脾에 在하면 痰涎腫脹(담연종창), 肝에 在하면 脇滿癩疝(협만퇴산), 腎에 在하면 腰痛陰汗, 腑에 入하면 腹鳴, 嘔吐, 淋濁(임탁), 大便泄瀉, 後重, 小便秘澁, 黃赤臟에 入하면 昏迷不省, 直視無聲 等 證을 訴하기는 一般이다.

舍岩의 治驗을 考察하건대 內傷性濕證에는 그 治療法則을 主로 脾經에 두어서 嘈囃(조잡)과 같이 취급해 왔으며 「伏兎穴」 近處 및 內股腹相下에 結核 又는 成膿氣가 있는 것은 모두 濕熱이 뭉친 거라 하여 脾經正格의 治法으로 萬無一失을 壯談하였다.

六. 舍岩의 經驗例

[一] 一男子가 年五十에 兩脚 「曲泉」 上으로부터 陰莖에 이르기까지 左右쪽에 貫珠狀의 結核이 있고 風寒을 싫어하여 出門하지 않은 지 이미 屢日이며 때는 정히 夏末를 當한지라 濕氣가 方盛한 節氣이며 또한 右邊이 甚하므로 少府, 大都

補 隱白, 大敦 瀉하기 一次에 痛證이 그치고 痢疾이 作하더니 第三日만에 두 가지 증세가 모두 掃然하더라 그러면 兩脚 流注의 濕氣가 白痢로 變하여 없어진 것일까…

　[二] 一女子가 年十餘歲에 잘못 南草田에 蔓菁(만청)을 먹고 菜毒(十二指腹虫)이 되어 痿黃幾死之境에 到達하였더니 脾經正格으로써 有效하였다.

第六章 燥門

一. 燥證
　① 見證=全身의 皮膚가 乾枯하여 白屑(백설)을 일으키고 甚하면 坼裂(탁열)되며 煩渴, 秘結, 訴하는 證.
　② 療法=少府 魚際 瀉. 太白 太淵 補.

二. 病源과 및 證治槪論 (新增)
　【杏坡按】=燥라 함은 火旺刑金의 象으로서 肺와 大腸의 病이다. 肺가 火燥를 受하면 寒水生化之源이 위에서 (上) 竭絕(갈절)되어 周身을 灌漑(관개)하고 百骸를 榮養하지 못하므로 色乾無潤케 되나 或은 大病後에 克伐太過, 或은 吐利로 傷亡津液, 或은 補養의 道로써 誤餌金石(오이금석), 或은 房事에 補陽燥劑를 服用하므로부터 醇酒,(순주) 炙肉에 미치기까지 一切辛烈之物이 모두 邪火를 偏助하고 眞陰을 損傷하여 날로 漸漸煎熬(점점전오)하여 血液을 衰耗(쇠모)하므로 外에 在한 즉 皮膚가 皸揭(군게=손발이 얼어 터지는 듯한 증상) 하고

54

上에 在한즉 咽鼻가 焦乾하고 中에 在한즉 水液이 衰少煩渴 (쇠소번갈)하고 下에 在한즉 腸胃가 枯涸하고 津液이 不潤, 便難하며 肺經에 在한즉 乾咳痰結(건해담결)하고 肺臟에 在한즉 悲愁欲哭하고 手足에 在한즉 痿弱無力한 것이 그의 大概이다.

그런데 舍岩의 治燥의 精神도 또한 肺에 置重하여「抑火官而安金」이니「養土母而補肺」니 하여 肺正格을 專用하였다.

三. 舍岩의 經驗例

[一] 一女子가 年近六十에 頭上에서 白屑(백설)이 일어나며 百會로부터 前髮際에 이르기까지 壯紙 두께에 손바닥만큼 肉色이 豐厚한지라 太白 太淵 補. 少府 魚際 瀉함으로써 有效하였다. 그러면「內經」에 澀, 枯, 涸, 乾, 勁, 皴, 揭라 하였으나 豐厚도 또한 되는 것이 아닌가 한다.

第七章 火熱門

一. 君火

① 見證=心火不寧의 證을 말한 것으로서 言語失常, 精神如癡(미치광이 치), 悲哭不樂, 棄衣上墻(기의상장) 等의 大狂證을 呈한다.

② 療法=陰谷 小海 補. 大敦 少衝 瀉.(激君制臣의 義이다.)

二. 相火

① 見證=肝腎火의 妄動으로 一般 陽狂狀態를 發하는 證.

② 療法=大郁 陰谷 補. 支溝 崑崙 瀉. (補母安身의 義이
다.)

三. 壯熱

① 見證=小腸熱盛을 指稱한 것으로서 一般 平狂의 證狀을
呈한다.

② 療法=中腕 正. 臨泣 後谿 補. 三里 衝陽 瀉.

四. 病源과 및 證治槪論 (新增)

【杏坡按】=火는 內暗外明의 陽稱으로서 그 本性이 炎上하
는 것인데 人體에는 五行이 각각 하나씩밖에 없으나 오직 火
만은 둘이 있어서 君火는 心에, 相火는 肝, 腎에 寄하였는데
이것이 潛藏하면 百骸가 溫養하여 吾人의 壽命을 鞏固(공고)
하게 하나 發動하면 陰液을 煎熬(전오)하여 元氣를 賊傷(적
상)하게 하나니 陰虛하면 病이 되고 陰絶하면 死歸한다.

그런데 此에 立法한 舍岩의 本精神은 火狂에 置重하여 君
火(心火)로써 大狂에, 相火(肝, 腎火)로써 陽狂에, 壯熱(小腸
熱)로써 平狂에 歸屬시켰으므로 이제 狂에 대한 解明을 부치
기로 한다. 此證은 흔히 七情過度로 因하여 五志의 火가 內
燔하므로 해서 煎熬成痰(전오성담)해가지고 心竅(심규)를 上
蒙하여 神志가 失常하게 되므로 猖狂, 剛暴, 妄作, 妄爲 等
證을 招來케 되는 것이다.

五. 舍岩의 經驗例

[一] 一婦人이 年五十際에 卒然 狂證이 生起어서 惑 走閭
里(주려리), 或 辱罵不節(욕매부절) 等 證을 訴하기 近二十餘
日에 或은 畏怯(외겁)하고 或은 自糞塗壁(자분도벽)의 擧를
反復하며 病이 始發된 후로 한잠도 이루지 못하였다 하는데

56

내가 비로소 그 집에 가니 처음에는 문을 열고 내다보다가 곧 일어나서 新婦禮로 納拜하는지라 相火治法을 施하여 미처 鍼을 다 빼기 前에 因하여 누워서 잠이 포근히 들더니 久久 補瀉를 行하매 言語와 行步가 조금 平人보다 다를 뿐이다. 또 鍼준 지 하루에 病이 完快되었다.

[二] 一女人이 年五十에 그의 子婦와 言語鬪爭이 있음으로 해서 其夫의 輕微한 歐打가 있어 手核骨 한쪽에 적은 傷處가 있고 말았는데 是夜深更에 其夫와 同寢할세 相合의 意를 暗示하나 其夫가 怪異적게 여기어 不從하였더니 忽然大狂하여 罵詈不絕(매리부절)하며 혹 무릎에 앉아 挽執(만집)하기 於焉 數十日이 지난지라 相火治法으로써 施鍼한 지 三四次에 病이 完治 되었다.

[三] 一男子가 年三十에 狂證이 大作하여 驚駭, 狂越하기 數月에 君火治法이 微驗이 없으며 人事不明, 言語荒亂證을 訴하고 對人小便에 回避할 줄 모르며 모든 無頻毆打(무빈구타)에도 黙然愛己心이 없는지 벌써 十年이라 相火本方을 用하기 數月에 對人辭謝와 言語가 不差하고 愛憎이 分明하더라.

第八章 欝門

一. 木欝

① 見證＝胸脇作痛, 寒熱如瘧 等 證을 訴하며 脈은 반드시

沈, 澁하다.(加味逍遙散證)

　② 療法=本欝은 虛인지라 達해야 하나니 陰谷 曲泉 補. 中封 經渠 瀉.

二. 火欝

　① 見證=눈이 희미(目昏)하고 小便이 붉으며 五心이 煩熱하고 몸이 더우며 倦怠感을 訴하고 脈은 반드시 沈, 數하다.(火欝湯證)

　② 療法=火欝은 實인지라 證해야 하나니 陰谷 曲泉 補. 丹田 大敦 少衝 瀉.

三. 土欝

　① 見證=周身關節이 流走作痛하되 陰寒을 만나면 尤甚하며 脈은 반드시 沈, 緩하다.(神朮散證)

　② 療法=土欝은 實인지라 奪해야 하나니 大敦 陷谷 補. 中腕 正. 陽谷 解谿 瀉.

四. 金欝

　① 見證=咳嗽氣逆(해수기역), 心脇脹滿(심협창만)과 함께 小腹이 痛引하며 舌乾嗌燥, 面塵(지저분한 것) 色白하고 喘不能臥, 吐痰稠粘(끈끈한 것) 等 證을 訴한다.(善泄瀉證)

　② 療法=金欝은 實인지라 泄해야 하나니 少府 魚際 補. 復溜 經渠 瀉.

五. 水欝

　① 見證=날씨가 차면 가슴이 아프고 腰椎가 沈重하며 關節이 不利하여 屈伸하기 어렵고 때로는 厥逆이 있으며 痞堅腹滿(비견복만), 面色黃黑 等 證을 訴하고 脈은 반드시 細, 遲하다.(補火解欝湯證)

② 療法=水癖은 實인지라 折해야 하나니 三里 委中 補, 束骨 三間 瀉.

六. 氣癖

① 見證=胸脇이 滿痛하며 寒熱이 瘧疾(학질)과 같고 脈이 沈, 澁 等 證을 訴한다.(木香調氣散證)

② 療法=氣癖은 實인지라 散하여야 하나니 少府 魚際 補. 經渠 三里 瀉.

七. 濕癖

① 見證=周身關節에 流走痛을 訴하며 머리에 物件을 뒤집어 쓴 것 같고 脈이 沈, 澁하고도 緩하며 陰雨時에 卽 發하는 것이 特徵이다.(滲濕湯證)

② 療法=濕癖은 脾虛인지라 泄하여야 하나니 少府 大都 補. 大敦 隱白 瀉.

八. 熱癖

① 見證=卽 火癖이니 小便이 赤澁(적삽)하고 五心이 煩熱하며 口苦, 舌乾, 眠沈, 數(삭) 等 證을 訴한다.(升陽散火湯證)

② 療法=虛인지라 消하여야 하나니 暘谷 解谿 補. 臨泣 陷谷 瀉.

九. 痰癖

① 見證=胸滿喘急(흉만천급), 起臥怠隋(기와태타) 等 證을 訴하며 寸脈이 沈, 滑한 것이 特徵이다.(升發二陳湯證)

② 療法=痰癖은 虛인지라 化하여야 하나니 陰谷 曲泉 補. 經渠 中封 瀉.

一〇. 食癖

① 見證=噯酸(애산=신트름), 惡食, 黃疸, 皷脹(고창), 痞塊

(비괴) 및 氣口脈 盛 等 證을 訴한다.(香砂平胃散證)

② 療法=食癖은 虛인지라 降하여야 하나니 丹田 中腕 迎.
正. 陽谷 少府 補. 大敦 臨泣 瀉.

一一. 病源과 및 證治槪論 (新增)

【杏坡按】=癖이라 함은 結而不舒를 말함인데 思慮過度로
臟氣가 虛弱해진 까닭에 氣, 濕, 熱, 食, 痰 等으로 因하여
病이 되어 가지고 應當 升하여야 할 것이 不得升, 降하여야
할 것이 不得降, 化하여야 할 것이 不得化 하게 되므로 於是
乎 癖病이 發生하게 되는 것인데 積, 聚, 癥(징), 瘕(하) 等이
모두 癖 때문이다.

그런데 舍岩은 治癖의 原則을 이른바 「瀉官, 補母, 激君,
和臣」에 立脚하여 適切妥當한 治法을 講究하였다. 그러나 治
癖의 大法은 和氣, 降火, 또는 化痰하면 고만이 아닐까 한다.

一二. 舍岩의 經驗例 (似脹非脹을 癖이라 한다)

[一] 一男子가 年三十에 살빛이 痿黃(위황)하고 目睛(눈동
자)이 조금 부었으며 小腹이 浮堅(부견)하고 兩脇 章門(穴名)
아래가 아파 손을 댈 수 없으며 四肢가 또한 적은 浮腫이 있
어서 氣色이 오래 지탱하기 不能한 것 같은지라 처음에는 脹
證인가 疑心하여 敢히 下手치 못하다가 强請에 못 견디어 木
癖治法에 二度로 有效하였다. 생각건대 木癖은 脇下에 손을
가까이 하면 아픈 것인데 治하여 快法한 것은 余의 本意가
아니다.

[二] 一婦人이 左邊曲頷下(좌변곡암하, 아래턱 암(頷))에
連珠가 生하여 缺盆에 이르기까지 번졌으며 左脇上下에 客氣
가 往來하고 左股伏兎(穴名) 내에 生瘡한 지가 이미 十七年

이라 이것은 모두 肝經의 候인 故로 木欝治法을 施하여 有效하였다. 들건대 此證으로 해서 鍼과 藥에 虛費된 것이 二萬의 巨財에 達했다 한다.

[三] 一婦人이 年三十餘에 臍上(제상)으로부터 心下에 이르기까지 脹滿과 같으며 冷氣가 부채(扇)질 하는 것 같아서 이불(衾)로 휩싸도 恒時 腹寒을 感覺케 되는지라 속(裡)에 있는 脹滿의 氣는 모두 脾候에 속했으며 寒은 虛인지라 脾正格을 用하여 完治되었다.

[四] 一男子가 全身에 浮腫이 나고 咳嗽(해수)가 甚한지라 들건대 生冷物을 多食하여 滯했다 하므로 脾經正格을 쓰기 三度餘에 浮證이 빠지고 咳嗽가 漸漸 나았으니 濕欝이었다.

[五] 一男子가 年四十餘에 耳鳴의 苦痛을 느꼈는데 그 소리가 膀胱으로부터 腹中에 들어와 腦後를 찌르는 것 같으며 或은 眼疾 或은 胸中憫欝(흉중민울) 等 證을 訴하고 或은 등(背)이 모닥불을 담아 붓는 것과 같으며 或은 재채기(嚔)를 잘 하고 或은 腹中이 壞亂擁欝(괴란옹울)하여 혹혹 다는(蒸氣) 것 같으면 좀 나며(小平) 左右 손에 或 浮氣가 生하여 恒時 弸(억셀 붕)然한지라 時人이 或은 血證이라 하나 一邊手가 尤重하므로 病들지 않은 쪽에 胃經正格을 用하기 六七度에 病이 完快되었다. 이것은 三十年 宿疾로서 熱欝이었던 것이다.

第九章 痰飮門

一. 懸飮
① 見證=心腹에 氣가 滯하여 양쪽 갈비에 痛感을 訴하는 증이다.(十棗湯證)
② 療法=懸飮은 心火인지라 丹田 迎. 少府 太白 補. 少海 陰谷 瀉. 抑官補身의 義다.

二. 留飮
① 見證=몹시 氣短하고 渴症을 訴하며 四肢歷節이 모두 아프고 脈이 沈細하다.(芎夏湯證(궁하탕증))
② 療法=胃淸인지라 陽谷 三里 補. 臨泣 陷谷 瀉. 補身抑官의 義이다.

三. 支飮
① 見證=風, 寒, 濕이 痰涎宿飮(담연숙음)을 끼고 난 病으로서 手足이 뻣뻣하며 팔이 아파 들 수가 없고 잠이 많고 어지러우며 小便이 澁하고 大便이 秘結하며 무릎이 차고 뻣뻣한 證을 訴하며 脈이 數하다.(小靑龍湯證)
② 療法=肝虛인지라 陰谷 曲泉 補. 經渠 中封 瀉.

四. 痰飮
① 見證=健實하든 體格이 별안간 파리하며 腹間에 물이 滯해서 꿀꿀 소리가 나고 가슴이 더부룩하며 눈이 아물거리는 證을 訴한다.(令桂朮甘湯證(영계줄감탕증))
② 療法=肺濁인지라 少府 魚際 補. 尺澤 陷谷 瀉.

五. 熱痰

① 見證=卽 火痰을 말한 것으로서 煩熱(번열), 燥結, 頭面烘熱과 함께 눈이 짓무르고 목이 막히며, 癲狂, 嘈囃(조잡=배가 고픈 것도, 아픈 것도, 쓰라린 것도 같고 가슴이 답답한 證), 懊憹(오노=煩惱하는 證), 怔忡(정충=가슴이 두근거리는 증) 等 證을 訴한다.(小調中湯證)

② 療法=心勝인지라 大敦 隱白 補. 神門 太白 瀉.

六. 酒痰

① 見證=飮酒不消證을 일으켜서 飮食이 消化되지 않으며 酸水를 嘔吐하는 證을 訴한다.(瑞竹堂化痰丸證)

② 療法=脾虛인지라 太白 太淵 補. 太敦 隱白 瀉.

七. 濕痰

① 見證=몸이 무겁고 휘청거리며 倦怠感을 느낀다.(山精丸證)

② 療法=肺傷인지라 尺澤 陰陵泉 補. 太白 太淵 瀉.

八. 積痰

① 見證=腸胃間에 痰涎이 蓄積한 證.

② 療法=丹田 迎. 中脘 三里 太白 補. 大敦 隱白 瀉.

九. 風痰

① 見證=어지럽고 憫亂(민란)하며 或은 癱瘓(탄탄=四肢가 痲痺不仁하며 擧動이 無力한 것) 奇證을 呈하는데 痰이 맑고 거품이 많은 것이 그의 特徵이며 脈이 弦한 게 普通이다.(導痰湯證)

② 療法=三里 曲池 補. 魚際 陷谷 瀉.

一〇. 痰火

① 見證=勞思傷神, 嗜慾傷精(기욕상정)으로 해서 精水가

下에서 枯涸(고후)하고 飲食不節로 해서 濃厚의 味가 痰火를 釀成해 가지고 上에서 憑陵(빙릉)하여 有形의 痰과 無形의 火가 交相固結하여 平居無恙之時에는 窠囊中(과낭중)에 貯蓄되었다가 或 觸發되는 배 있으면 막 쏟아져 나오기 潮水의 汎濫과 같아서 그 外顯의 狀이 자못 哮喘(효천)과 洽似(흡사)한 證. (玉竹飲子證)

② 療法=肺經先補, (正格) 後瀉 勝格을 併用한다.

一. 病源과 및 證治槪論 (新增)

【杏坡按】=大凡 稠濁(조탁)한 것을 痰, 淸稀한 것을 飲이라 하나 普通은 盖稱(개칭) 痰飲(담음)이라 한다. 그의 本質은 津液에서 化生한 것이나 흔히는 風寒, 濕 熱之盛과 七情, 飲食之僻로 因하여 氣逆液濁(기역액탁)을 誘致하여 가지고 多量의 稀, 粘한 汁을 變成하여 或은 吐喀上出, 或은 凝滯胸膈(응체흉격), 或은 留於腸胃, 或은 經格, 四肢에 客(邪氣來襲이 客과 같다는 말이니 內經에 「固有之元氣如主, 外來之邪氣如客」 云云에서 取義한 것이다.)하여 가지고 氣를 따라 升降하여 遍身上下에 無處不到가 된다. 前賢의 이른바 「痰爲 亂世之盜賊」이라 云云한 것은 實로 이것을 가리켜 말한 것이다.

그런데 그의 見證을 略擧한다면 喘咳, 嘔吐, 痞膈, 眩暈, 搐搦(축닉) 無端見鬼 等等 痰의 所患이 아닌 것이 없으나 舍岩 治痰의 法式은 痰氣憤鬱(담기분울, 痰飲)을 肺濁이라. 火熱結積(留飲)을 胃淸이라. 頭目眩暈(懸飲)을 心火라 하는 等等 叙上의 九大法則으로 大分함에 그쳤다.

一二. 舍岩의 經驗例

吞酸(가슴에 酸味가 떠올라서 心臟을 刺戟하는 證이니 洋

醫所謂 「胃酸過多證」) 嘔噦(구얼=기우고, 욕지기질 하는 것) 嘈囃은 各各所治가 있으나 만일 一人으로서 此三證을 兼했으면 반드시 肺濁에 틀림이 없는 것이니 少府, 魚際를 補하고 尺澤, 陷谷을 瀉하라 屢屢試驗하였다. 女子가 더욱 많더라.

[一] 一男子가 年五十에 右脇下에 肺積과 같은 게 있었는데 그 사람이 嗜注無度(기주무도)하였으므로 太白 太淵 補, 大敦 隱白 瀉함으로써 有效하였다.

[二] 一男子가 年五十에 冷氣에 滯하여 오래 낫지 않는지라 肝正格을 써서 支飮으로써 治하였더니 有效하더라.

第十章 咳嗽門(西醫所謂急性氣管枝炎)

一. 熱痰咳(열담해)

① 見證=濕이 心에 在한 것이니 咳하면 가슴(心)이 아프며 목에서 「객객」 소리가 나고 목구멍이 깔깔하며 甚하면 咽腫喉痺를 兼訴한다.(桔梗湯證)

② 療法=虛인지라 天突 斜. 大敦 少衝 補. 太白 太谿 瀉.

二. 肝風嗽

① 見證=濕이 肝에 在한 것이니 咳하면 兩脇이 아파서 轉側하기 不能한 證을 訴한다.(十棗湯證)

② 療法=膝關 曲泉 橫. 太敦 湧泉 補. 太白 太衝 瀉.

三. 肺氣咳

① 見證=濕이 肺에 在한 것이니 咳하면 가쁜 소리가 나며

甚하면 피(血)를 뱉는 證을 訴한다.(麻黃湯證)

② 療法=天突 陰谷 經渠 補. 尺澤 陰陵泉 瀉.

四. 腎寒喘

① 見證=濕이 腎에 在한 것이니 咳하면 腰背가 서로 땅기며 아프고 甚하면 咳涎이 많은 證.(麻黃附子細辛湯證)

② 療法=經渠 復溜 補. 太白 太谿 瀉.

五. 病源과 및 證治槪論 (新增)

【杏坡按】=有聲을 咳라 有痰을 嗽(수)라 하나니 咳嗽(해수)는 卽 氣管呼吸의 不順한 現狀으로서 肺部에 風, 寒, 火, 痰의 激甚한 刺戟(자극)이 있으면 喉中에서 發聲되는 것이나 其實인즉 外感, 內傷의 兩大端에 不外한 것이다.

그런데 舍岩은 痰은 脾의 虛動으로 咳는 胃의 熱靜으로써 生起며 濕이 心에 在한 것이 熱痰, 濕이 肝에 托한 것이 風嗽, 濕이 肺에 居한 것이 氣咳, 濕이 腎에 留한 것이 寒喘이라 하여 叙上의 四大咳嗽治法(사대해수치법)을 究明하였다.

六. 舍岩의 經驗例

[一] 一男子가 年六十餘에 外腎이 항시 뻣뻣하여 每夜에 應色하기 六七度나 도로 매한가지여서 밤낮 成寢이 不能하며 兩足이 痿躄(위벽)하고 손도 또한 不利한지라 心腎虛에 相關이 아닌가 하여 大敦, 少衝 補, 太白, 太谿 瀉하기 數度에 病己하였다. 咳嗽라는 것은 元來 心, 肝, 腎에 脾土가 寄하여 作崇하는 것이다. 그러나 或 瘀血이 있는 者는 瘀血을 治하고 或 勞瘵(노채)로 起因하는 者는 勞瘵를 治하되 元方에 察色分治하면 많은 効驗이 있더라.

[二] 一男子가 年五十에 때로 답답한 기운이 있으며 或은

冷物을 좋아하므로 처음에는 心證인가 疑心했으나 効驗이 없더니 中年에는 많은 傷處가 있던 것을 알고 瘀血治法을 施한 結果 完差하였다.

第十一章 哮喘門(효천문)

一. 哮喘(氣管枝喘息)

① 見證=痰喘(담천)이 甚하여 喉中에 水鷄聲이 있는 證(千金湯證)

② 療法=天突 瀉. 丹田 迎. 液門 解谿 補. 中渚 陷谷 瀉. 又方=大敦 補. 太白 瀉.

二. 病源과 및 證治槪論 (新增)

【杏坡按】=喉中有聲을 哮라 呼吸急促을 喘이라 하는데 大槪는 痰火內欝(담화내울)과 風, 寒外束의 所致로서 其證이 實虛, 寒熱의 殊가 있나니 實子는 氣壯胸滿, 身熱便硬을, 虛子는 氣乏身凉(기핍신량), 冷痰如冰 等 證을 訴하며 其他 氣衰息微(기쇠식미)한 것은 寒의 證이오 氣盛息麁(기성식록)한 것은 熱의 證이다.

그런데 舍岩의 哮喘治法은 熱在三焦, 濕在胃中으로 總括하고 말았다.

三. 舍岩의 經驗例

[一] 一人이 署濕吐瀉 後에 哮喘을 訴하여서 소리가 四隣에 震動하는지라 듣는 사람들이 위험을 느끼거늘 液門, 解谿

補 中渚, 陷谷 瀉하였더니 一次에 見效하였다. 斷章取義에서 如神에 效를 본 것이다.

第十二章 瘧疾門(말라리아)

一. 濕瘧(寒熱交作)
① 見證=寒熱相等, 小便不利가 그의 主證이다.(加味五苓散證)

② 療法=三里 後谿 補. 支溝 崑崙 瀉.

二. 瘴瘧(장학) (但熱不寒)
① 見證=山谿蒸毒의 氣가 사람을 迷困케 하여 發狂, 午熱, 等 證을 訴하는 것(雙解飮子又는 地龍飮證)

② 療法=中脘 迎. 臨泣 解谿 補. 俠谿 解谿 瀉.

三. 少陰瘧
子午卯酉日에 發生하는 瘧=腕骨 京骨 補. 中脘 迎. 三里 瀉.

四. 厥陰瘧(궐음학)
寅申巳亥日에 發生하는 瘧=陽池 丘虛 補. 合谷 太衝 瀉.

五. 大陰瘧
辰戌丑未日 發生하는 瘧=衝陽 合谷 補. 承山 曲池 瀉.

六. 病源과 및 證治槪論 (新增)
【杏坡按】=瘧은 흔히 夏署內伏, 秋凉外束으로 因하여 陰陽이 內에서 相搏하는 까닭에 生起는 病으로 惡寒發熱을 爲始

하여 灼熱難堪(작열난감), 頭痛眩暈(두통현운), 大渴引飮, 背
脊强直(배척강직), 呵欠呻吟(가흠신음) 等 證을 呈하다가 汗
出淋漓가 되면 諸證이 消散된다. 本證에 있어서 現代 金鷄納
(키니네)療法은 可謂 百發百中이므로 더 究明하지 않는다.

七. 舍岩의 經驗例

[一] 一人이 痛瘧 三年 後부터 恒時 客證을 兼發하여 이런
지가 이미 十七八年이라. 始痛日의 日辰으로 治하였더니 病
이 낫더라. 風, 寒, 熱 等 三瘧은 分治하는 것이 좋으나 日辰
治療法이 가장 神効하더라.

[二] 一男子가 年三十餘에 二日瘧에 걸린 지 이미 周年이
라 得病日辰은 알 수 없으나 子午卯酉日에 알게 되므로 少陰
瘧으로써 治하였더니 一度에 有效하더라.

[三] 一男子가 年二十餘에 瘧疾에 걸린 지 이미 數年이라
또한 始病을 알 수 없으나 方痛日(아픈 날)이 辰戌丑未인지
라 太陰方을 써서 治하였더니 一度에 病이 낫더라.

[四] 一男子가 年三十八에 二日瘧에 걸린 지 三, 四度에
日辰이 寅日이므로 厥陰方을 썼더니 二次에 病快하더라. (草
瘧, 婦瘧(며느리 보곰))도 또한 日辰療法 一, 二次에 快差하
지 않은 게 없더라.

第十三章 痢疾門

一. 虛痢

① 見證=困倦하여 힘이 없으며 飮食難化證을 訴한다.(六味丸證)

② 療法=腎虛인지라 經渠 復溜 補. 太白 太谿 瀉.

二. 熱痢

① 見證=身熱口渴, 大便急痛證을 訴한다.

② 療法=脾虛인지라 少府 大都 補. 大敦 隱白 瀉.

◇ 膽弱 屬脾實=陽谷 隱白 瀉. 神門 太白 瀉. 經渠 正瀉.

◇ 脾傳 腎賊=少府 經渠 補. 大都 太白 瀉.

三. 病源 및 證治槪論 (新增)

【杏坡按】=痢라 함은 利의 義로서 一名을 腸澼(장벽, 창자 새이물피), 一名을 滯下(대하)라 하는데 其證이 臟腑의 傳化失職으로 因하여 津液이 損傷을 받아가지고 奔迫無度(분박무도)한 黏物(점물. 或赤, 或白, 或赤白相雜, 或膿血相雜)을 下하며 大便이 窘迫(군박)하고 裏急後重하며 腹中이 或痛 或不痛證을 訴하나 大槪는 濕, 熱이 腸胃에 滯해서 怫欝(불울)해 가지고 되는 것이다. 古方에 云하되 赤은 熱에, 白은 寒에 屬하였다 하며 赤하고 淡한 것은 寒이, 白하고 稠한 것은 熱이 된다 하였으나 어찌 赤, 白으로 寒, 熱을 分辨할까보냐 大抵 먼저 表裏를 다음에 虛, 實을 가려가지고 表面 散하고 裏면 淸하고 實이면 下하고 虛이면 補하는 것이 가장 活法이라 할 것이다.

그러나 舍岩은 治痢大法을 「行血則便膿目愈調氣則後重自除」라 한 萬古醫界의 鐵則을 밝혔으나 其以下 諸條에 至하여는 手寫本의 傳書의 誤로 도무지 갈피를 잡을 수가 없으므로 解明을 略하고 그대로 手抄하여 後의 具眼者를 俟(사)한다.

第十四章 噎膈門(열격문)

一. 噎膈(열격) 慢性嘔吐 胃癌의 類
① 見證=膈(명치 격)이 막히고 通하지 않아서 食物이 내려가지 못하고 或 먹어도 도로 吐하는 證.(丁香透膈湯證)
② 療法=丹田 迎. 中脘 正. 三里 陽陵泉 瀉.

二. 大腸噎
① 見證=熱이 大腸에 맺혀서 飮食이 胃에 入하면 곧 吐하고 兼하여 大便이 不能한 證.
② 療法=肺濁인지라 三里 曲池 補. 通谷 後谿 瀉.

三. 小腸噎
① 見證=大腸噎과 같고 다만 血脈이 燥할 뿐이다.
② 療法=心燥인지라 後谿 臨泣 補. 通谷 前谷 瀉.

四. 三陽噎
① 見證=三陽에 熱이 맺혀서 脈이 洪數(홍삭) 有力하며 二便이 不通하고 飮食이 들어가지 않으며 或 들어갔다가도 다시 吐하는 證.(三一承氣湯證)
② 療法=膀胱虛冷인지라 商陽 至陰 補. 三里 委中 瀉.

五. 病源과 및 證治槪論 (新增)

【杏坡按】=噎膈이라 함은 氣血의 虧損(휴손)과 憂思悲恚(우사비애, 분낼 恚)로 因하여 脾胃가 損傷을 받게 되면 血液이 枯槁하고 氣鬱生痰이 되어 痰寒不通하게 되므로 氣運이 올라가고 내려오지 않아서 道路가 阻碍(조애)하게 되어 飮食難進이 되는 것인데 그의 治法이 자못 어려워서 健脾理痰케 하려면 燥劑가 津液에 妨害되기 쉽고 養血生津케 하려면 潤劑가 中洲를 障碍할까 걱정이 되나니 모름지기 그 陰陽을 살펴서 火旺한 者는 養血로 爲先하고 脾傷氣虛한 者는 溫劑로써 爲主하여 對證에 臨機應變을 하여야 할 것이다.

그런데 舍岩은 治法의 重點을 大, 小腸에 두어서 「大腸金濁, 補胃土而生金, 小腸火燥, 養膽木而洗心火」라 規正하여 叙上의 三大法則을 提示하였다.

六. 舍岩의 經驗例

[一] 氣結胸膈을 噎膈이라 하는데 一男子가 年二十餘에 面色이 痿黃微浮(위황미부)하고 肌膚(기부)가 肥大하며 恒時 食滯로 苦痛을 받고 項側에 結核이 있어 瘰癧(라력)과 같은지라 大腸噎로 治하였더니 有效하더라.

[二] 一男子가 恒時 嘔吐를 患하므로 脾經正格을 써도 効驗이 없을 뿐 아니라 오랜 뒤에 背腫이 많으므로 비로소 三陽噎인 것을 깨닫고 膀胱正格을 썼더니 病이 낫더라. 大體 婦人 血虛證, 腸痛, 心下痞滿(심하비만) 者에게 小腸噎法(소장일법)으로 治하여 有效한 것이 不少하다.

72

第十五章 呃逆門(애역문)

一. 呃逆(딸꾹질할 액)

① 見證=氣逆上衝으로 因하여 作聲하는 證이니 俗所謂 딸꾹질이 그것으로서 此에는 肺氣不暢에서 오는 呃逆을 말함이다.

治法=肺濁인지라 三里 曲池 補. 陽谷 解谿 瀉.

② 心呃=心氣不順으로 해서 오는 呃逆을 指稱함이니 大敦 少衝 補. 陰谷 小海 瀉.

二. 冷呃

① 見證=입을 벌릴 때에 陽氣가 適當上昇하였다가 寒氣所襲으로 因하여 陽不得越이 되어 發하는 딸꾹질을 指稱함이다.

② 療法=經渠 復溜 補. 太谿 太白 瀉.

三. 濕呃

① 見證=脾胃虛寒에서 誘發되는 呃逆이다.(理中湯證)

② 療法=土敗인지라 少府 大度 補. 大敦 隱白 瀉.

四. 病源과 및 證治槪論 (新增)

【杏坡按】=呃逆은 氣가 逆於下, 或은 衝於上으로 由因된 것으로서 寒을 兼한 者도, 熱을 兼한 者도, 氣滯를 兼한 者도, 食滯를 兼한 者도 있으며 中氣가 虛한 者도, 或은 陰氣가 竭한 者도 있으나 大凡 傷寒, 發汗, 吐下 後에 瀉利日久한 者 또는 病後, 産後의 患者는 모두 脾胃大虛에 屬하였으며 만일 痰水가 心下에 停積했거나 或은 暴怒氣逆, 痰厥, 或은 傷寒熱

病에 失下한 者는 모두 熱에 屬하였다. 虛에 屬한 者는 마땅히 補하여야 하나 모름지기 寒熱을 가려서 만일 汗, 吐, 下後에 잘못 寒凉之劑를 過服한 者는 溫補하여야 하고 傷寒에 脾胃가 陰虛하거나 火逆이 上衝하는 者는 平補하여야 하며 熱을 挾한 者는 凉補하는 것이 適宜하고 傷寒失下者는 寒下하여야 하며 만일 痰飮停蓄(담음정축), 或은 暴怒氣逆, 痰厥(담궐) 等 證으로 形氣가 俱實하고 別로 惡候가 없는 者는 邪의 所在를 따라 涌, 泄, 吐, 利 等 法을 施하여야 할 것이다.

그런데 舍岩은 呃逆을 「如水中之 泡, 諸逆衝上, 皆屬於火」라 하여 叙上의 四大治法을 試圖한데 그쳤다.

第十六章 嘔吐門

一. 嘔
　① 見證＝웩웩 소리와 함께 飮食物을 吐하는 證.
　② 療法＝火에 屬한지라 陰谷 少海 補. 大敦 少衝 瀉.
二. 吐
　① 見證＝울컥 吐하면서도 웩웩 소리가 없는 證.
　② 療法＝脾弱인지라 少府 大都 補. 大敦 隱白 瀉.
三. 噦(욕지기 얼)
　① 見證＝웩웩 소리를 내면서도 아무것도 吐하는 것이 없는 證.

② 療法＝胃虛인지라 陽谷 解谿 補. 臨泣 陷谷 瀉.

四. 病源과 및 證治槪論 (新增)

【杏坡按】＝嘔吐라 함은 모두 胃에 屬한 것으로서 寒을 挾한 것은 喜熱, 惡寒, 肢冷脈小를 熱을 挾한 것은 喜冷惡熱, 燥渴脈洪 等 證을 呈하며 氣滯로 因한 것은 脹滿不通, 痰飮으로 因한 것은 遇冷卽發이 되는데 嘔物이 쓴 것은 邪가 膽에 있는 것이오 吐物이 신 것은 火가 肝에 入한 것이며 涎水(연수)를 嘔하는 것은 痰飮에 屬한 것이나 또한 虫患도 있으며 酸腐(산부)를 吐하는 것은 食滯에 屬한 것이나 또한 火도 있다. 淸水를 吐하는 것은 土(脾)의 卑監(不及의 義)이오 綠水를 吐하는 것은 木(肝)의 發生이다. 黑水는 胃底에서 翻出되는 것이오 臭水는 腸中에서 逆來하는 것이다. 그의 治法으로는 泄肝安胃로 綱領을 삼고 安胃의 法은 溫通이 妥當하다.

그런데 舍岩의 治法은 「補土, 實金, 通三焦, 以順下, 啓五行, 以調中으로 總括하여 叙上의 三大法則을 啓示하였다.

五. 舍岩의 經驗例

[一] 一女子가 恒常 噦氣(홰기)가 있고 두어 달만큼씩 胃脘이 아프기 始作하게 되면 十數日間을 껌뻑 죽었다가 살아나는지라 胃噦法(위홰법)으로 治하였더니 數度에 病이 났었다.

[二] 一男子가 매양 여름이면 吐, 瀉를 頻作(빈작) 하여 幾死之境에 이르는지라 脾經正格을 썼더니 數度에 病이 낫더라.

第十七章 呑酸門(胃酸過多症)

一. 心熱酸

① 見證=가슴에 酸味가 떠올라서 心臟을 刺戟하며 赤色을
나타내는 證. 俗所謂(생목 오르는 것)

② 療法=大敦 少衝 補. 曲泉 少海 瀉.

二. 肝熱酸

① 見證=上證과 같으나 다만 靑色을 나타내는 證.

② 療法=陰谷 曲泉 補. 靈道 中封 瀉.

三. 食熱酸

食熱酸=中脘 正. 丹田 迎. 氣海 瀉.

四. 病源과 및 證治槪論 (新增)

【杏坡按】=呑酸이라 함은 濕, 熱이 肝部에 欝積했으므로
해서 肝火가 逆上하여 肺胃之間에 潛伏하므로 飮食이 胃에
入하면 그것에 欝遏(울적)되어 傳化를 못하는 까닭에 中酸이
되는 것이니 오래도록 낫지 않으면 噎膈反胃(열격반위)의 漸
(前驅證)이 된다. 脈이 弦, 滑한 것은 痰滯於內, 浮, 緊한 것
은 寒束於外 沈, 遲한 것은 中寒, 洪, 數한 것은 火盛이라 하
겠으나 만일 脈의 兩關이 俱弦한 것은 木來凌土이니 急治하
여야 한다.

그런데 舍岩은 呑酸이 모두 寒熱의 交作으로 不能順下의
까닭이라 하고 또는 酸이라는 것은 肝木의 味이므로 火盛制
金, 不能平木이 되면 肝이 스스로 甚하게 되므로 呑酸이 된
다하며 上法을 究明한데 不過하다.

五. 舍岩의 經驗例

[一] 一男子가 年二十餘에 心下가 欝憫하고 恒時 吞酸을 呈하는데 스스로 食滯가 있다고 말하며 夏節을 當하면 尤甚한지라 비로소 心熱酸인 줄 알고 依法施療하였던 바 一度에 快袪하였다. 五六年 宿疾이었다.

第十八章 嘈囃과 噯氣門(애기문)

一. 嘈囃(조잡)

① 見證=배가 고픈 것도 같고 쓰린 것도 같아서 名狀할 수 없으며 속이 더부룩한 證.(消食淸欝湯證)

② 療法=傷脾인지라 少府 大都 補. 大敦 隱白 瀉.

二. 噯氣(게트림하는 것)

① 見證=트림하는 證이니 목에서 게액 소리가 나면서 胃에서 氣體가 입으로 올라오는 證.

② 療法=反胃인지라 中脘 陽谷 補. 臨泣 陷谷 瀉.

三. 病源과 및 證治槪論 (新增)

【杏坡按】=嘈囃이라 함은 肺陰의 不充으로 해서 肝火가 脾胃를 薰蒸(훈증)하여 中宮의 沖和之氣를 죽어지게 했음으로 水穀의 精微가 行하지 못하여 肝腸이 搖動되어 가지고 擾擾不寧 腹中空空해서 아무것도 없는 것과 같으므로 似飢非飢(사기비기), 似辣非辣(사랄비랄), 사통비통(似痛非痛), 胸膈懊憹(흉격오뇌)가 或作或止하게 되어 或 飮食을 먹으면 낫고

77

먹고 나면 다시 쓰리며 或은 惡心을 兼하고 或은 胃脘痛을 訴하며 或은 濁液이 攢聚(찬취)하여 痰飮이 되는 것인데 먹고 나면 곧 배가 고프며 或은 먹어도 배부르지 않는 者는 火이며 배고픈 것 같아도 고프지 않아서 먹기를 좋아하지 않는 자는 痰이오, 酸水가 心을 浸하여 먹기를 적게 하고 맛을 모르는 자는 脾氣가 虛寒하여 水穀이 不化하는 所致다. 또 消伐(소벌) 等 藥을 誤用하여 脾胃의 虧損(휴손)을 招致하여 가지고 陰虛血小로 因하여 매양 夜分에 心嘈한 자도 있으며 恣食無節로 因하여 痰飮이 中宮에 滯하여 가지고 嘈囃이 된 者도 있나니 各各 잘 가려서 治療할 것이다. 治療하지 않고 오래 가게 되면 反胃, 泄瀉, 痞滿(비만), 弦暈(현훈) 等 證을 變成하기 쉽다.

噯氣라 함은 胃弱不和에서 誘因된 것이나 或은 火가 中에서 欝하기도 하고 또는 客寒에 阻遏(조알)한 바 되어 淸氣가 所歸를 잃어서 올라가지 못하고 濁氣가 所納할 데가 없어서 내려오지를 못하기도 하며 或은 挾痰, 挾食, 挾氣가 되어가지고 또한 胸中의 氣를 따라 上逆해서 重한 者는 胸悶氣窒(흉민기질), 或은 酸水, 酸味를 吐하게 되는 것이다. 大抵 寸口脈이 弱한 者는 陽氣의 不足이오, 緩을 兼한 者는 胃氣의 有餘이며 緊을 兼한 者는 寒의 現象이다. 趺陽脈이 微한 것은 胃氣의 薄弱이오 澁한 者는 脾氣의 亦傷이니 胃가 微하고 脾가 傷하여 穀氣가 行하지 못하면 먹고 난즉 저절로 트림이 난다.

그런데 舍岩은 水穀의 海인 胃는 無物不受가 되나 酒, 麵, 魚鯉, 水果, 生冷之物로써 烹飪(팽임)하는 것이 粘滑難化(점

활난화)하게 됨이라 하여 叙上의 二法을 擧하였다.

四. 舍岩의 經驗例

[一] 一男子가 밥 먹고 난 조금 뒤에는 먹은 것이 도로 나와서 입에 가득하여 이러한 지가 벌써 數年이라 少府, 大都補, 大敦, 隱白 瀉하였더니 一度에 낫더라.

[二] 一婦人이 菜毒에 걸린 지 近十餘年에 몸이 빼빼 마르고 痿黃한지라 脾經正格을 썼더니 神效하더라.

[三] 一男子가 年四十에 六月糞으로 肥培한 蔬菜를 먹고 或浮或下하는지라 脾經正格을 썼더니 한 번에 病이 나았다.

[四] 一男子가 年二十餘에 恒常 腹痛上衝을 患하여 飲食後 조금 있다가는 도로 吐하여 입에 가득이 물어 가지고 或은 다시 삼키며 或은 뱉어 내버리기를 五六年을 反復하더니 脾正格 一度에 병이 完差하였다.

第十九章 腫脹門(종창문)

一. 濕脹 (胃脹)

① 見證=배가 더부룩하고 胃脘이 아프며 코에서 焦臭(단내)가 나서 飲食에 妨害되며 大便難을 訴하는 證.(藿香正氣散(곽향정기산) 又는 木香調氣散證)

② 療法=胃敗인지라 氣海 迎. 陽谷 補. 臨泣 陷谷 瀉.

二. 熱脹 (實脹) 飲水面紅

① 見證=內部에서 脹證이 始作되어 外部에까지 번진 것으

로서 小便이 赤澁(적삽)하고 大便이 秘結되며 氣色이 紅亮(홍량)하고 聲音이 高爽(고상)하며 脈이 數, 滑, 有力한 證.(七物厚朴湯又는 木香檳榔丸證)

② 療法=心實인지라 丹田 奪. 陰谷 曲泉 補. 太白 神門 瀉.

三. 氣脹

① 見證=물 먹기를 싫어하고 얼굴빛이 희(面白)며 배가 크(腹大)고 四肢가 瘦削(수삭)한 證.(分心氣飮證)

② 療法=肺實인지라 膏肓(고황) 補. 少府 勞宮 迎. 湧泉 然谷 瀉.

四. 水脹

① 見證=물이 腸胃에 잠겨(漬)가지고 皮膚에 流溢되어 꾸루룩꾸루룩 소리가 나며 가슴이 두근거리고 숨이 찬 證.(大半夏湯 又는 消飮丸證)

② 療法=腎溢인지라 水分 瀉. 太白 太谿 補. 經渠 復溜 瀉.

五. 穀脹(곡창)

① 見證=皮膚가 膨脹하며 肥滿作酸하고 朝食은 可하나 暮食은 不能하며 臍中이 突出한 證.(大異香酸證)

② 療法=肺虛인지라 中脘 迎. 神門 太淵 補. 魚際 大都 瀉.

六. 病源과 및 證治槪論 (新增)

【杏坡按】= 腫이라 함은 卽鍾(모이는 것)의 義이니 皮膚에 寒熱이 鍾聚하여 膚肉이 浮滿한 것을 指稱한 것이오 水腫이라 함은 水氣로 해서 붓는 것을 말한 것인데 洋醫 所謂腎臟炎이 그것으로서 「素門水熱穴論」에 依하면 水가 上下로 皮膚에 流溢되어 이른 바 聚水成病(취수성병)이 되기 때문에 胕腫이라고 한다 하였는데 俗所謂 浮腫이라 하는 「浮」字는 「胕」

字의 誤이며 水腫은 脾, 肺, 腎 三臟의 病인데 大體 水는 至陰의 物로서 其本이 腎에 在하므로 水는 氣에서 化하고 其標는 肺에 在하나 水는 오직 土를 畏하므로 其制는 脾에 在하다. 만일 肺가 虛하면 氣가 化精, 化水를 뜻하며 脾가 虛하면 土가 制水를 못하고 도리어 克을 받으며 腎이 虛하면 水가 所主할 데가 없어서 妄行하게 된다.

水가 歸經하지 못하면 逆하여 上泛(상범)하는 까닭에 脾에 傳入하면 膚肉이 附腫하고 肺에 傳入하면 氣息이 喘急하여진다. 分言하면 三臟이 各各 所主가 있고 合言하면 三臟이 모두 陰火가 衰弱함으로 해서 腎中의 氣가 不化하는 까닭으로 水道가 通하지를 못하고 溢하여 腫이 되는 것이다. 治水의 大法은 마땅히 먼저 其水를 導하여서 其熱을 殺하며 다음에 其火를 補하여서 其腎을 壯하게 해서 肺를 淸함으로써 氣機를 利하게 하고 腸胃를 和함으로써 消化를 暢達하게 하며 膀胱을 通함으로써 水泉을 行하게 하면 眞氣가 旣化하고 機關이 自順할 것이며 身에 熱이 있는 者는 汗하게 하고 身에 熱이 없는 者는 利하게 하며 肌膚가 아픈(痛) 者는 汗하게 하고 小便이 赤澁한 者는 利하게 하며 腰上이 腫한 者는 汗하게 하고 腰下가 腫한 者는 利하게 하는 것이 모두 切要의 法則이다.

그런데 脹이라 함은 皮肉이 膨脹함을 말함이니 洋醫 所謂 마땅히 腹水가 그것으로서, 此證은 脾胃가 虛弱하여 運化精微가 不能한 까닭에 水穀이 뭉치고 흩어지지 않아서 脹滿을 招致하게 되는 것인데 飮食이 下節하여 調養이 不能하면 淸氣는 下降하고 濁氣는 胸腹에 脹滿하여 濕, 熱이 相蒸됨으로

此疾을 造成하게 되는 것이다.

마땅히 半補, 半瀉 法을 써서 健脾, 順水, 寬中으로 爲主하고 猛烈之劑를 過用해서 脾胃를 損傷하는 것은 不可하며 만일 實한 者이면 陽明을 直淸하면 功成이 如反掌이나 虛한 者이면 脾胃를 溫補하는 것도 또한 漸次 康復될 것이며 大實하지 않고 大虛하지 않은 者이면 먼저 淸利로써 見功하고 繼續하여 補中으로써 調攝(조섭)해야 한다.

그런데 舍岩은 腫脹의 治法을 「濕腫滿於 脾胃, 熱冷脹於心肝, 脾虛不能制水」가 脹滿의 主因이라 하여 上의 諸法을 啓示한 것이다.

七. 舍岩의 經驗例

腫脹은 가장 難治의 證이므로 잘 應酬하지 않으려 하였으나 勢不得己한 關係로 幾人에게 施鍼하였으나 或은 鍼後에 微微有效한 者, 혹은 鍼後에 다시 再發되는 者가 있어 完治를 期하기 어려우니 俗所謂 末疾이라 함이 틀림없다.

[一] 夏月에 男子 十歲前後한 者가 全身이 脹滿한지라 大敦, 少衝 補 陰谷 瀉하기 不過 數三次에 病이 낫는데 如此한 것은 不知幾人이었다. 男子陰莖, 陰卵이 倂脹한 者는 本方의 外일 것이나 傷署한 것은 心經이 受邪한 것인지라 此方을 用하였다.

[二] 一男子가 年四十에 元氣가 壯大하여 酒饌(주찬)의 類를 多食했었는데 卒然히 食滯와 같이 數日을 不平하더니 因하여 腹脹이 되고 頭, 面, 四肢가 모두 부어서 坐臥에 轉側이 不能한지라 처음에 食滯인가 疑心해서 內庭을 瀉하기 數次에 不効하거늘 穀脹方을 用하여 神門 太淵 補, 魚際 大都 瀉 하

였더니 一度에 病快하더라.

[三] 一男子가 全身이 腫脹하였다가 外候가 盡淸하였으나 陰莖만은 마찬가지요 夏月인지라 心虛와 同證인데다가 바야흐로 痢疾(이질)의 餘證으로 腎水가 泛溢(범일)하였으므로 太白 太淵 補, 經渠 復溜 瀉하였더니 一度에 病減하고 二度에 快差하더라.

第二十章 積聚門

一. 肥氣(肝積)

① 見證=左脇下에 龜 또는 覆杯狀(복배상)의 硬物이 생겨가지고 오래 지나면 發咳嘔逆(발해구역)하며 脈이 弦細한 證.(肝臟의 逆氣로 因하여 瘀血과 相倂한 까닭)-肥氣丸證.

② 療法=陰谷 曲泉 補. 經渠 中封 瀉.

二. 伏梁(心積) 西醫所謂胃痙攣 心下積塊

① 見證=臍畔 或은 臍上에 手臂狀의 硬物이 가루 걸쳐가지고 動하지 않기를 집의 들보와 같으며 오래 되면 心煩, 夜眠不安과 함께 身體脛股(신체경고)가 부어(腫)서 移動이 不能하고 배꼽(臍) 周圍가 아프며 脈이 沈, 細한 證.(伏梁丸證)

② 療法=大敦 少衝 補. 陰谷 少海 瀉.

三. 痞氣(비기, 脾積)

① 見證=胃脘에 覆盤大의 硬物이 生起어 가지고 四肢를 不收하며 黃疸(황달)을 發하고 飮食이 살(肌膚)로 가지 않은

證.(痞氣丸證)

② 療法=少府 大都 補. 大敦 隱白 瀉.

四. 息賁(식분, 肺積)

① 見證=右脇下에 硬物이 生起어서 喘이 上賁하면 寒熱이 生起고 등성마루(背脊)가 꼿꼿하며 嘔逆이 나고 喘咳가 頻作하는 證.(食賁丸證(식분환증))

② 療法=太白 太淵 補. 勞宮 魚際 瀉.

五. 奔豚(분돈, 腎積)

① 見證=小腹에서 생겨가지고 心을 上乘하며 或은 咽喉를 上衝하기 豚의 奔突狀을 呈하는 證.(奔豚丸證)

② 療法=經渠 復溜 補. 太白 太谿 瀉.

又方 天應穴(病所 卽 病의 當處이니 阿是穴이라고도 한다) 中脘 正. 丹田 迎. 氣海 天樞 三里 三陰交 或斜或正.

六. 病源과 및 證治槪論 (新增)

【杏坡按】=積이라 함은 쌓이고 얼킨 것(積纍)을 謂함이니 차차 이루어진(由漸而成) 것, 聚라 함은 모였다, 헤어졌다 (聚, 散)하는 것을 謂함이니 卽作卽止하여 그의 無常을 指稱하는 것이다. 形은 있으나 堅硬하여 옮겨지지 않는 것은 「積」의 證으로서 흔히 血分에 있고 形은 없으되 脹痛하기가 그지 (無常) 없는 것은 「聚」의 證으로서 흔히 氣分에 있으나 大概는 內傷飮食, 外感風寒으로 因하여 氣血이 斡旋(알선)치 못하고 留滯하므로 해서 되는 것이다.

大概 正氣가 不足한 後라야 邪氣가 侵犯하게 되므로 반드시 먼저 氣血을 補하여야 하나니 氣血이 旺盛하면 積이 저절로 消散하게 된다. 그러므로 治法은 始終이 같지 않아서 始

初할 적에는 正氣가 오히려 强하고 邪氣가 오히려 얕은지라 攻法을 用하는 것이 妥當하나 좀 오랜 것이라면 邪氣가 비교적 깊(深)고 正氣가 비교적 약(弱)한지라 攻, 補를 兼用하는 것이 適宜할 것이다. 만일 病根의 經過가 오래서 邪氣가 侵凌하고 正氣가 消散하였다면 補正(正氣를 補하는 것)으로 爲主할 것이며 至於 積을 攻함에는 또한 漸進的으로 할 것이니 太急(너무 급한 것)하면 正氣를 傷하게 된다. 正氣가 傷하면 運化에 不能하여 邪氣가 도리어 굳어지기 쉬우니 當攻之 前에 먼저 數日間 補劑를 與하여 그의 根本을 培養하여야 하며 이미 攻한 後이든 다시 補劑를 與하여 正氣를 붙들어 가지고 積을 去하기 太半이 된 然後에야 純全히 甘溫之劑로써 調養해서 脾, 胃로 하여금 健運하게 하면 破殘의 餘積이 不攻自去할 것이다.

그런데 舍岩은 積은 「五臟의 陰, 聚는 六腑의 陽으로서 陰은 沈而伏, 陽은 浮而動」이라 하여 上의 五法을 提示하였다.

七. 舍岩의 經驗例

五積의 別은 가장 簡單하나 治法을 모르면 萬無一生의 證이다. 我南部地方은 熱하고 陷하여 水道가 渟滀(정축)해 가지고 久久汗穢(구구한예)하고 淸活하지 못해서 服하면 사람으로 하여금 受病하게 된다. 왜냐하면 心은 陰인지라 가장 受傷하기 쉬우므로 水氣所傷에는 반드시 여기에 먼저 되게 되는데 元來水土不服의 處方이 없고 다만 心積伏梁이라 했은즉 누구나 其理를 모르는 것 같다. 一室之內에 三四人이 같이 앉아서 或은 滯니 或은 痰이니하여 消散하여도 功效를 못보고 도리어 天命의 禍를 招來하는 것은 딴 까닭이 아니라 「邪

之所湊, 其氣必虛」하게 되므로 陰水가 乘心하면 心氣가 必虛하나니 消之, 散之한들 어찌 堪支할까보냐 大敦, 少衝을 補하고 氣海 陰谷을 瀉하여 虛하게 된 心氣를 補하고 水의 猖獗을 瀉하는 것이 豈不美哉(기불미재)리오 이것은 救命의 第一方이다. 目黃如疸(목황여달)하거든 然谷을 瀉하고 咳嗽하거던 太白, 太谿를 瀉하라. (見心咳章)

[一] 一男子가 年三十에 左積이 있어 胸腹이 撑滿(탱만)하기 十朔孕婦(십삭잉부)와 같고 兼하여 雀目(밤눈 어둔 것)이 있었는데 時醫들이 脹證이라 指稱하나 百번 다스려도 無效하더니 肝積方을 用하기 數回에 有效하였다.

[二] 一男子가 年三十에 胃脘에 積이 있어 누르면 痛惡하고 二, 三月을 間隔으로 或便血을 作하는지라 脾積方을 썼더니 有效하더라 그러면 便血은 脾病으로 해서 그런 것인가?

[三] 一男子가 年近四十에 蔽骨下(폐골하)에 積氣가 있어 左脇에 延及하였으므로 사람들이 肝積으로써 治하여 效驗이 없더니 半歲 後에 나(我)에게 올 때에는 눈이 누렇고 小便이 赤黃하며 每日 二次式 泄瀉하는지라 伏梁方으로써 治하기를 一度에 四五度式 瀉하였더니 病이 낫더라.

[四] 一男兒가 年十餘에 心積이 臍上에 찼으되 中段이 最長하므로 伏梁治法으로 治하였더니 三四度에 病이 快하더라. 그런데 其父가 元來 六子를 두었었는데 모두 此證에 死하였다한다.

[五] 一男子가 年十五六에 夏末秋初를 當하여 卒然히 浮證이 生起어 가지고 面目, 四肢, 胸腹, 陰囊, 陰莖이 彌張(붕장)하고 兩眼을 合而不開하거늘 當時는 正히 夏月인지라 처음에

는 心經에 受邪로 致疑하여 正格을 썼더니 一次에 兩眼이 微開하고 四五次에 浮氣가 快痊한지라 자세히 診察하니 心下에 伏梁이 있으므로 다시 治療한 지 數月에 快痊蘇醒(쾌전소성)하였다.

[六] 一男子가 年十四에 病狀이 一日瘧 같은 지가 이미 四五朔이라 形體가 瘦弱(수약)하여 蔽骨下臍(폐골하제) 近處에 積이 있는지라 伏梁治法으로써 다스렸더니 四度에 病이 낫더라.

[七] 一男子가 年二十에 兩足內踝 앞에 骨이 있어 違折된 것 같으나 그 緣由를 알 수 없더니 알고 보니 其人 所居里에 水性이 不美하다 하므로 만져보니 心積이 있어 甚히 큰 지라 本方으로써 治하였더니 三度에 有效하더라.

第二十一章 虛勞門

一. 心虛

① 見證=顔面에 精光이 없으며 驚悸, 盜汗, 夢遺 等 證을 訴하고 極한즉 가슴이 아프고 목구멍이 붓는 證.(天王補心丹 又는 古庵心腎丸證)

② 療法=大敦 少衝 補. 陰谷 少海 瀉.

二. 肝虛

① 見證=面目이 乾黑하고 눈이 밝지 못하며 자주 눈물을 흘리고 筋骨이 拘攣(구련)하며 極하면 頭目이 昏眩한 證.(雙

和湯又는 歸茸元又는 拱辰丹證)

② 療法=陰谷 曲泉 補. 經渠 中封 瀉.

三. 腎虛

① 見證=허리가 아프고 遺精白濁을 訴하며 極하면 얼굴이 지저분하고 등성마루가 아픈 證.(六味丸, 三一腎氣丸證)

② 療法=經渠 復溜 補. 太白 太谿 瀉.

四. 肺虛

① 見證=咳嗽(해수), 痰盛(담성), 숨이 가쁘고 피(血)를 뱉으며 極하면 털(毛)이 焦하고 津液이 마르는 證.(獨參湯, 人參膏證)

② 療法=太白 太淵 補. 少府 魚際 瀉.

五. 脾虛

① 見證=속이 더부룩하고 먹지를 못하며 極하면 위로 吐하고 아래로 瀉하며 살이 빠지고 四肢가 나른하며 關節과 肩背가 아픈 證.(三令白朮散, 天眞元證)

② 療法=少府 大都 補. 大敦 隱白 瀉.

六. 傷精

① 見證=七情의 損傷으로 해서 潮汗(때를 맞추어 땀나는 것), 痰嗽(담수)와 함께 먹지를 못하고 精神이 昏暗하며 눕기(臥)를 좋아하고 遺精이 되며 뼈마디(骨節)가 痠痛한 證

② 療法=大敦 陰谷 經渠 太白 少府 補. 三里 陽池 瀉.

七. 勞慾

① 見證=嗜慾無常(기욕무상)으로 해서 如上의 證狀을 招來하는 것.

② 療法=經渠 太白 少府 補. 氣海 心兪 瀉.

八. 眞元枯竭(진원고갈)

① 見證=虛勞日久로 해서 眞元이 枯竭되는 것.

② 療法=經渠 通谷 補. 中脘 正. 陽谷 陽池 瀉.

   ** 양곡(陽谷): 원문(原文)에는 양곡(陽曲)으로 표기되어 있으
   나 이것은 양곡(陽谷)의 오기(誤記)이므로 양곡(陽谷)으로 바
   로잡음.

九. 元氣衰弱

① 見證=上(虛勞)과 如한 證으로 해서 元氣가 衰弱해진 것.

② 療法=太白 太淵 補. 支溝 然谷 瀉.

一〇. 遺精

① 見證=上(虛勞)과 如한 證에 主로 遺精을 訴하는 것.

② 療法=復溜 經渠 補. 太白 太谿 瀉.

一一. 神魘(신엽=가위 눌리는 것 又는 꿈에 神이 찍눌러 누르
는 것)

   ** 원문의 신엽의 한자(漢字) 표기는 신염(神魘)으로, 염(魘)
   자(字)는 엽으로 읽기도 하므로 '신염' 이라 하지 않고 '신
   엽' 으로 표기된 것임.

① 見證=上(虛勞)과 如한 證에 神魘이 잦은 것.

② 療法=臨泣 後谿 補. 通谷 前谷 瀉.

一二. 鬼交(꿈에 神과 서로 接하는 것)

① 見證=上(虛勞)과 如한 證으로 夜夢에 鬼交가 잦은 것.

② 療法=期門 日月 膻中(전중) 補. 太白 太谿 瀉.

一三. 恍惚(황홀=神知가 明瞭하지 못한 것)

① 見證=上(虛勞)과 如한 證이 指久하게 되어 精神이 明朗
하지 못한 것.

② 療法=丹田 迎. 氣海 斜. 陽谿 補. 太白 瀉.

一四. 勞瘵(노채=西醫新謂肺結核 俗所謂先後天下足)

① 見證=上(虛勞)과 如한 證이 日久함으로써 虫이 生하여 主로 肺를 侵蝕하는 것이니 喀血, 痰嗽, 遺精, 泄瀉, 潮熱, 盜汗, 瘦削(수삭), 疲倦(피권) 等 證을 訴하며 꿈에 神과 交接함이 잦고 前世人과 만나게 되며 恒時 感情이 銳敏하고 平朝에는 病이 減하나 午後에는 增劇하며 發熱, 心煩, 口燥, 身乾, 臉紅(검홍), 唇赤(순적), 骨蒸(골증), 肺痿, 咽痛, 失音하게 되는데 만일 瀉不止하면 不治한다.

② 療法=腰眼, (下參考條參照) 四膠 補. 膏肓 斜.

「參考」 腰眼穴= 鬼眼穴의 腰間에 在한 것으로서 腰間兩傍에 在하는데 正身直立하면 조금 오목하게 들어가는데(微陷處)가 그것인 것을 此에 밝히고 四膠는 穴名에 四膠가 없으므로 膠(교)와 髎(료)는 魚, 魯와의 不辨과 같고 膠는 髎의 誤字가 아닌가 생각할 때에 足太陽膀胱經의 ① 上髎 ② 次髎 ③ 中髎 ④ 下髎의 四髎를 總括 四髎라 稱한 것이 아닌가 疑訝하나 此亦確認이 不能하므로 이제 此를 强解하지 못하고 아직 그대로 廢置하여 後의 아는 이를 기다리노라.

一五. 病源과 및 證治槪論 (新增)

【杏坡按】=虛勞라 함은 氣血不足과 精神困憊의 總稱으로서 밖으로는 酒色에, 안으로는 七情에 傷한 것과 飮食勞倦, 嗜慾無節 等이 모두 此證에 基因이 된다. 大凡 술이 肺를 傷한 것이면 濕熱이 薰蒸하여 肺陰이 弱해지고 色이 腎을 傷한 것이면 精室이 空虛하여 相火가 無制하게 되며 思慮가 心을 傷한 것이면 血液이 耗損되어 火가 上炎하기 쉽고 勞倦이 脾를

傷한 것이면 熱이 生起어 眞陰을 內戕하며 怒가 肝을 傷하여 轟怒한 것이면 肝火가 內熾하여 血을 灼하고 大怒하면 肝火가 上昇하여 吐血이 된다.

그런데 그 受病되는 것이 陽分에 在한 것도 있고 陰分에 在한 것도 있으며 一證에만 偏發되어 或은 暫時만 困憊한 것도 或은 먼저 氣를 傷하여 氣에 及하는 것도 或은 먼저 精을 傷하여 氣에 及하는 것도 있다. 顴赤脣紅(관적진홍)한 것은 陰이 下에서 虛하여 陽에 逼迫(핍박)한 까닭, 입이 몹시 마른 자는 腎水가 不足하여 물을 끌어다가 스스로 救하는 까닭, 목이 쉬어 소리가 나오지 않은 것은 腎水가 竭乏(갈핍)한 까닭, 氣息이 喘急한 것은 陰이 虛하고 肺가 말라서 氣가 所歸할 데가 없는 까닭, 喉乾咽痛한 것은 眞水가 下虧(하휴)하여 虛火가 上浮하는 까닭, 잠이 안 오고 恍惚한 것은 血이 心을 기르지 못하여 神을 감추(藏)지 못하는 까닭이다.

때로 煩躁가 많은 것은 陽中에 陰이 없어 柔不制剛에 까닭, 嗔怒하기를 잘하고 힘줄(筋)이 땡기며 痠痛(산통)하는 것은 水虧不燥(수휴불조)가 되어 肝이 所資를 잃은 까닭, 飮食이 맛(不甘)이 없고 膚肉이 漸漸 파리해지는 것은 脾元이 守失되어 化機가 日敗하는 까닭, 心下가 跳動하고 怔忡不息이 되는 것은 氣가 歸精하지 못하는 까닭, 痰이 많아서 或은 淸水와 같고 或은 白沫(백말)이 많은 것은 물이 떠올라 痰이 되나 脾가 虛하여 制水를 못하는 까닭이다.

뼈가 아프기가 꺾는 것 같은 것은 腎은 骨을 主로 하는지라 眞陰이 敗竭(패갈)된 까닭, 허리와 갈비가 아픈 것은 肝, 腎이 虛한 까닭 무릎 아래가 찬 것은 命門이 衰絶하여 火가

歸原이 되지 못하는 까닭, 小便이 黃, 澁(색), 淋瀝(임력)한 것은 眞陰이 虧竭(휴갈)하여 氣가 化水하지 못하는 까닭, 足心이 담근질(烙)하는 것 같은 것은, 虛火가 陰을 조려(灼)서 湧泉이 涸竭된 것이다. 皮膚가 寒傈(한율)하고 涎沫을 吐하는 것은 謂가 虛한 까닭, 咳嗽內熱이 되어 唾液이 腥黏(성점)한 것은 榮血이 虛한 까닭인데 斲喪(착상, 傷耗(상모))에서 起因되어 肝, 腎이 과상한 자는 흔히 亡血失精이 되어 死歸하고 鬱結에서 起因되어 內火가 灼津(진액을 졸이는 것)이 된 者는 흔히 血結, 乾咳, 發癰(발옹)이 되어 死歸하고 藥의 誤用으로 脾胃가 損傷을 받은데 起因한 者는 흔히 飮食減少, 咳嗽, 泄瀉가 되어 死歸한다. 만일 五敗, 九死, 十絶의 徵候를 見하는 것과 및 위로는 痰火咳嗽가 있어 눕(臥)지를 못하고 아래로는 下焦의 大便이 溏稀(당희)한 者, 或은 泄瀉日久로 糞門에 痔瘡(치창)이 生한 者는 모두 不治한다.

[五敗]=① 手足이 부어서 交紋이 없는 것은 心敗. ② 입술이 도리어 검고 紋彩가 없는 者는 肺敗. ③ 얼굴이 검고 瘡이 있는 者는 肝敗. ④ 陰莖이 붓고 陰囊이 우그러진 者는 腎敗. ⑤ 배꼽이 솟고 부은 者는 脾敗.

[九死]=① 手足色靑. ② 四肢俱腫. ③ 脈枯齒乾. ④ 聲音散漫. ⑤ 鼻孔虛張. ⑥ 唇寒宜露, 唇腫齒焦. ⑦ 手巡衣縫. ⑧ 汗出不流. ⑨ 唇卷卵縮 이것이 모두 虛勞의 不治證이다.

[十絶]=① 氣短, 目視 亭亭 無精光은 心絶. ② 鼻虛張, 氣短은 肺絶. ③ 面靑, 眼視 人不直, 數出涙(삭출루)는 肝絶. ④ 面黑睛黃, 素汗流는 腎絶. ⑤ 泄涎唾, 時時妄語는 脾絶. ⑥ 瓜靑, 惡罵不休는 膽絶. ⑦ 背脊痠痛(배척산통), 腰重, 反覆難

은 骨絶 ⑧ 面無精光, 頭目自眩은 血絶 ⑨ 舌卷縮如紅丹, 嚥
唾不得, 足踝小腫은 肉絶. ⑩ 髮直如麻(발직여마), 汗出不止는
腸絶이니 모두 虛勞의 不治證이다.

그런데 舍岩은 觸傷(촉상)을 虛라 하여 心肝, 脾, 肺, 腎 等
五臟虛證을 「虛損」이라 하고 七情傷을 「勞極」 卽 「咳嗽, 遺
精, 是鬼交之外賊, 蒸熱, 恍惚, 玆神魘之內傷(자신엽지내상)」
이라 하여 上의 諸法을 指示하였다.

一六. 舍岩의 經驗例

虛勞는 俗所謂 滅門之疾로서 治病者가 반드시 注意하지 않
으면 안 될 重要證이니 그 經過를 듣고 그 所見을 알아서 이
른바 「祭之如毫, 臨之如水」하여야 할 것이다.

[一] 一男子가 年二十餘에 恒時 虛汗을 作하고 元氣가 蕩
失되라 行步가 十里 가기가 不能하며 肉脱이 甚한지라 肺經
正格을 썼더니 有效하더라.

[二] 一男子가 年三十에 或은 夢泄, 或은 遺精하기 벌써
十餘年이러니 腎經正格을 썼더니 有效하더라.

[三] 一男子가 年近四十에 元氣가 蕩失되어 或은 惡寒을
作하고 肉色이 淡白하거늘 太白 太淵 補, 支溝 然谷 瀉하기
二度이 病이 나았다.

第二十二章 霍亂門

一. 霍亂(곽란, 急性中毒性胃炎)

① 見證=별안간에 心腹脹病, 嘔吐泄瀉, 憎寒壯熱, 頭病眩暈
等 證을 訴하는이니 或은 먼저 心痛이 있고 뒤에 吐하거나
或은 心腹이 함께 아프고 吐, 瀉가 交作하기도 한다.(霍香正
氣散, 不換金正氣散證)

② 療法=陰谷 少海 補. 中脘 正. 陽谷 少府 瀉.

二. 霍亂轉筋(쥐나는 證)

① 見證=上證을 悉具(실구)하고 筋脈이 跳動牽掣(당길 철=
살이 뒤틀려 돌아가는 것)하는 것 (木萸散(목유산), 木瓜湯證)

② 療法=心熱인지라 丹田 正. 四關(左右合谷 左右太衝) 迎.
十宣 瀉. 又方 崑崙 委中 陰谷 瀉.

三. 心胸滿吐血腸鳴

① 見證=文字 그대로 가슴이 답답하고 피(血)를 吐하며 腸
鳴이 되는 것.

② 療法=中脘 正. 三里 補. 氣海 瀉.

四. 暴池

① 見證=文字 그대로 별안간 瀉하는 證.

② 療法=三里 少府 補. 大敦 隱白 瀉.

五. 頭痛呼吸喘鳴

① 見證=文字 그대로 頭痛과 함께 呼吸이 喘急한 證.

② 療法=天突 丹田 迎. 三里 瀉.

◇ 霍亂起死回生=揮霍變亂(휘곽변란)하여 人事不省이 되었

어도 煖氣가 있는 者는 太衝 三里 補. 合谷 瀉.

六. 病源과 및 證治槪論 (新增)

【杏坡按】=霍亂이라 함은 揮霍悶亂(휘곽민란) 하야 頃刻間
에 나는 病이니 此證은 모두 中氣가 元來 虛하여 或은 안으
로 七情에 傷하거나 或은 밖으로 六氣에 感하거나 或은 邪惡
에 中毒되었거나 或은 汚毒 및 毒氣에 觸犯 되었거나 或은
陽熱이 外逼(외핍)하였거나 或은 陰寒이 內伏하였으므로 生
起는 것이다. 그러나 흔히는 夏秋의 交 卽 여름이 다 가고
가을이 되려는 換節期에 發하는 것이나 寒月에도 間或 있다.
其證이 心腹脹病, 嘔吐, 泄瀉, 憎寒, 壯熱, 頭病眩暈 等 證을
訴하는 것이 普通인데 或은 먼저 心痛이 있고 뒤에 吐하거나
或은 心腹이 함께 아프고 吐瀉가 交作하기도 한다. 脈이 來
하기를 洪大하며 手足이 溫和한 者는 治療되기가 쉽다.

그런데 舍岩은 霍亂治法을 「引淸風而上升使濁氣而下降」이
라 하여 上의 六法을 公開하였다.

七. 舍岩의 經驗例

診證이 만일 其宜를 未得하였거던 먼저 四關을 通하고 飮
食에 傷한 者는 脾經正格을 署濕에 傷한 者는 胃經正格을 用
할지니라.

第二十三章 泄瀉門

一. 濡泄

① 見證=土(脾)가 虛하여 制濕을 못하므로 消化가 되지 않아서 몸이 무겁고 힘이 없으며 배에서 꾸룩꾸룩 소리가 나고 脈이 遲, 緩한 證.(胃令湯如草豆蔲證)

② 療法=腎傷인지라 經渠 陰谷 補. 太白 大淵 瀉.

二. 暴泄

① 見證=夏月에 물을 내쏘며 煩渴, 尿赤, 面垢(얼굴이 지저분한 것), 自汗 등 症을 訴하는 것이니 卽 署泄.(加味香薷散證)

② 療法=脾傷인지라 少府 大都 補. 大敦 隱白 瀉.

三. 濕泄

① 見證=胃土가 濕을 受함으로 해서 몸이 무겁고 가슴이 더부룩하며 飮食이 맛이 없으나 입은 不渴하며 脈이 濡, 細하고 물을 내쏘나 배는 아프지 않은 證.(升陽除濕湯證)

② 療法=胃傷인지라 陽谷 解谿 補. 臨泣 陷谷 瀉.

四. 熱泄(火泄)

① 見證=熱로 因하여 泄하는 것으로서 입이 마르고 찬(冷) 것을 좋아하며 便色이 黃赤하고 배에서 소리가 나며 한축(一陣) 아프고 나면 한 번 泄하고 其證이 暴速하며 稠粘(조점), 後重, 脈數 等 證을 訴하는 것.(萬病四令散證)

② 療法=心燥인지라 少府 行間 補. 大敦 少衝 瀉.

五. 氣泄(氣滯로 하여야 되는 泄)

① 見證=배가 울고 氣가 왔다갔다하며 胸膈(흉격)이 痞悶(비민)하고 배가 급작스러이 아프다가 瀉하면 조금 안정되며 조금 있다가 또 急(또한 배가 켕기며 氣塞不通하는 者도 있나니 이것은 中脘이 停滯하고 氣가 流轉하지 못하여 水穀(수곡)의 不分所致)한 證.(大七香丸證)

② 療法=肺傷인지라 太白 太淵 補. 少府 魚際 瀉.

六. 冷泄

① 見證=惡寒이 나고 몸이 무거우며 배가 더부룩하고 저미는 것 같이(切痛) 아프며 배가 끓고 靑白色의 不消化物을 瀉하고 脈이 沈, 遲한 것.(附子理中湯證)

② 療法=肝虛인지라 陰谷 曲泉 補. 經渠 中封 瀉.

七. 病源과 및 證治槪論 (新增)

【杏坡按】=泄瀉라 함은 腸의 病으로서 大便이 溏薄(당박, 물컹물컹하고 끈끈한 것이 섞인 것)하고 勢가 緩한 것을 泄, 大便이 淸稀(청희, 冷氷 같은 것)하고 물과 같이 直下하는 것을 瀉라 하는데 此證은 風, 濕, 寒, 熱의 區別이 있어 色黃物을 下하고 배가 아픈 것은 濕이오 濕에 屬한 것은 배가 아프지 않다는 說도 있다. 色白物을 下하고 배가 아픈 것은 寒이며 한축 아프고 한축 下하며 下한 後에는 濇滯(색체)하는 것은 火이오 한축 아프고 한축 下하며 下한 後에는 痛勢가 減하는 것은 食이며 배가 脹痛하나 下해도 덜 하지 않은 것은 肝氣이오 腹中이 잡아 트는 것같이 아프며 별안간 瀉하고 煩渴하는 것은 霍亂이며 腹中이 잡아 트는 것같이 아프고 쉴새 없이 蟹沫(해말, 게거품) 같은 것을 瀉하는 것은 氣, 食의 交倂이오 腹中이 隱隱이 아프고 끈적끈적한 것을 下하는 것

은 痰이다.

그러나 그 原因이 비록 많아도 모두 腸이 그 功用을 잃은 까닭으로 해서 風, 痰, 寒, 熱이 틈을 타가지고 侵犯한 것이니 처음에는 마땅히 中焦를 分理하고 다음에는 下焦를 分理해야 하는데 濕이 盛한 者는 痰滲(담삼)해서 濕으로 하여금 小便을 쫓아 나가게 하고 氣가 陷(함)한 者는 升提해서 胃氣를 鼓舞하여 上勝해야 하고 熱이 重한 者는 淸凉으로써 解하고 痰飮(담음), 氣滯, 食積, 水停者는 踈利(소리)하여서 導해야 하며 火가 實한 者는 瀉하되 瀉해도 안 듣는 者는 甘을 用하여 緩하게 하며 氣가 散하여 不收하는 者는 酸을 用하여 攝해야 하며 幽門道가 滑한 者는 澁을 用하여 固해야 하며 其他 脾가 弱한 者는 脾를 補하고 腎이 虛한 者는 腎을 溫하게 하여 隨證應用에 各各 攸以(유이)가 있어야 할 것이다. 大體 泄瀉의 證은 漿(장), 粥(죽)이 胃에 入하면 곧 그치는 것과 脈이 緩하여 小結한 者는 모두 治療하기 쉽다.

그런데 舍岩은 泄瀉를 「暴注下迫, 內屬於濕熱, 水液證淸, 皆出於寒」이라 한 醫經原則에 立脚하여 上記五泄의 治法을 究明하였다.

八. 舍岩의 經驗例

[一] 一婦人이 産後失攝으로 一日 五六度 泄瀉한 者가 近 數十年에 肌膚瘦瘠(기부수척)하고 겨우 戶庭에 出入하더니 陰谷 曲泉 補, 中封 瀉하기 一日에 그치고 四五日에 完快하였다.

[二] 一婦人이 年三十五에 夏月에 解娩하고 當日에 下血을 쉴 새 없이 하며 忍耐키 어려운 程度로 배가 아프고 눈이 컴

컴한지라 三陰交를 補하였더니 止血이 되고 좀 起動을 하다
가 數日 後에 腹痛이 上衝하며 泄瀉가 無度하고 元氣가 下陷
(하함)하여 五六步를 行하는지라 陰谷 曲泉 補, 經渠 中封 瀉
하였더니 食頃에 病이 낫더라.

　[三] 一小兒가 年十歲 안짝에 恒時 泄瀉를 患하여 或은 白
濁(백탁) 或은 濡泄(유설), 或은 殄泄(손설) 等 證과 함께 面
腹이 微浮하고 或은 晝夜不分 或은 半日을 間하여 先濁後淸
物을 瀉하고 心下에 伏梁이 있는 것 같아 大腸證後를 多見하
므로 大腸正格으로 治하였더니 有效하더라. 그러면 胎熱의
肉에 在한 者가 津液을 壅遏(옹알)하여 傳導하지 못한 까닭
이라 할까 泄門에 元來 大腸治法이 없어서 治之者의 難及處
가 됨으로 腹痛門의 寒邪入腸을 引用하여 밝혀놓는다.

第二十四章　眩暈門

一. 眩暈 (현운=어지러운 것)

　① 見證=頭目이 昏眩하고 暈厥(훈궐)한 것 卽 눈이 아물아
물하고 精神이 씽씽 돌아 아뜩아뜩 어지러운 證.(淸暈化痰湯,
滋陰健脾湯證)

　② 療法=三里 迎. 氣海 瀉. 血會(鬲兪) 補. 風池 瀉.

二. 風眩

　① 見證=眩暈에 風熱로 因한 것으로서 胸中이 不利하고 어
지러워서 넘어질 것 같으며 바람이 싫고 땀이 저절로 나는

證.(川芎散證)

② 療法=肝實인지라 經渠 中封 補. 少府 行間 瀉.

三. 濕暈

① 見證=冒雨傷濕으로 因하여 眩暈의 證狀을 俱發하며 코가 막히고 소리가 重한 것.(芎朮湯證(궁출탕증))

② 療法=脾實인지라 中脘 正. 大敦 補. 少府 瀉.

四. 痰暈

① 見證=上證(眩暈)을 悉具(실구)하고 痰盛嘔吐하며 머리가 무거워서 잘 들지 못하는 證.(半夏伏令湯證)

② 療法=肺實인지라 少府 魚際 補. 太白 太淵 瀉.

五. 病源과 및 證治槪論 (新增)

【杏坡按】=眩暈이라 함은 頭目이 昏眩하고 暈厥한 것 즉 눈이 아물거리고 精神이 아득한 證을 말한 것으로서 此證은 虛에 屬한 것이 十에 八九요 痰火에 屬한 것이 十에 一二나 (모두 痰火에 屬했다는 一說도 있다.) 그 原因을 溯究(소구)하면 勞倦過度로 해서 된 것도 飢飽失時로 해서 된 것도, 嘔吐傷上으로 해서 된 것도, 泄瀉傷下로 해서 된 것도 大汗亡陽으로 해서 된 것도 焦思不釋(초사불석)으로 해서 된 것도 被毆被辱(피구피욕) 때문에 氣脫로 해서 된 것도 悲哀, 痛楚, 大叫, 大呼로 해서 된 것도 있나니 이것들은 모두 陽中의 陽을 傷한 것이오 吐血, 衄血(육혈), 便血로 해서 된 것도, 癰疽大潰(옹저대궤)로 해서 된 것도 金石의 被傷 때문에 失血痛極으로 해서 된 것도 男子는 縱慾 때문에 氣가 精을 따라 去하므로 해서 된 것도 婦女는 崩淋(붕림), 産後去血多로 해서 된 것도 있나니 이것은 모두 陰中의 陽을 傷한 것이다.

至於 大醉한 後에 濕熱이 相乘된 것은 其陰을 傷한 것이오 大怒之後에 肝木의 肆强(사강)으로 해서 된 것은 其氣를 傷한 것이다. 그리고 痰飮留中으로 治節이 不行해서 된 것도 있나니 이것은 有餘中의 不足이오 年老精衰로 勞倦不已하여 된 것도 있나니 이것은 榮衛가 兩虛한 것이므로 모두 分別해서 施治해야 한다. 左手脈이 數한 것은 熱多, 澁한 것은 死血, 浮, 弦한 것은 肝風이며 右手脈이 大한 것은 氣虛, 滑, 實한 것은 痰積이다.

그런데 舍岩은 「風氣流行, 必入於脾土, 濕冷欲去 可到於腎水」라 하고 또는 「木賊破土니 土官殺水」니 하여 上의 諸法을 立하였다.

六. 舍岩의 經驗例

[一] 一男子가 右脇이 恒時 아파서 運身이 不便하므로 左脇痛이라 하여 太白 太淵 補, 少府 魚際 瀉하였더니 數日 後에 忽然 右脇이 땅겨서 呼吸이 不能하여 漸漸奄奄(점점엄엄)한지라 다시 宿崇(숙수)를 물었더니 或一月 及至 二月을 間隔으로 眩暈하기가 癇疾과 같다하므로 비로소 痰眩인 줄 알고 少府 魚際 補, 太白 太淵 瀉하였더니 數日 後에 有效하더라.

[二] 一男子가 年十五六에 右手가 鉤而無力하고 面色이 蒼白하며 兼하여 癇疾이 있는지라 痰眩方을 썼더니 右手의 鉤가 펴지고 眩暈이 또한 낫더라.

[三] 一男子가 恒常 眩暈을 患하여 一月에 三四次式 俗所謂 癇疾을 呈하고 方痛之時에는 昏倒하여 右手臂를 券挈(권체)하고 挽하기 不得한지라 痰眩方 四五度를 썼더니 快差하

더라.

[四] 一男子가 年三十餘에 眩氣가 異常하여 一月에 一, 二次式 發하며 所發時에는 十餘日式 죽었다 살아나고 吐沫(토말)과 함께 癱瘓(탄탄)을 訴하기 벌써 近二十年이라 風眩方을 써도 처음에 三四朔은 効驗이 없더니 用鍼 六七朔에 차차 나서 復作하지 않은 지가 이미 周年이니 이것이 快己의 漸으로서 或 更作하더라도 如治하면 근심이 없을 줄로 生覺된다.

第二十五章 頭痛門

一. 沐後頭痛
　① 見證=文字 그대로 머리를 감고나면 골치가 아픈 證.
　② 療法=肺冷인지라 太白 太淵 補. 少府 魚際 瀉.

二. 頭項痛
　① 見證=골치와 모가지가 함께 아픈 것.
　② 療法=肝弱인지라 陰谷 曲泉 補. 經渠 中封 瀉.
　　痰厥耳鳴=風池 絕骨 補. 風府 瘂門 瀉.
　　骨痛=腎傷인지라 經渠 復溜 補. 太白 太谿 瀉.

三. 眉稜骨痛(미릉골통)
　① 見證=눈썹놀이가 몹시 아픈 것.
　② 療法=三焦實인지라 通谷 液門 補. 臨泣 中渚 陽池 瀉.

四. 偏頭痛
　① 見證=文字 그대로 左或右의 한쪽 머리가 아픈 證이니

俗所謂 「쪽골치」가 아픈 證.

② 療法＝風池 絶骨 瀉.(左痛이면 右를, 右痛이면 左를 治한다.)

五. 眞頭痛(腦膜炎)

① 見證＝腦는 髓의 海로서 眞氣의 所聚處인지라 卒然이 邪를 受치 않게 되는데 만일 邪를 受하면 不治가 되므로 朝發하면 夕死하고 夕發하면 朝死하게 되는 證으로서 洋醫所謂 腦膜炎이 그것이다.

② 療法＝中脘 補. 氣海 瀉.

六. 病源 및 證治槪論 (新增)

【杏坡按】＝頭는 天의 象, 陽의 分으로 六腑淸陽의 氣와 五臟淸化의 血이 모두 高巓(고전)에 朝會하게 된다. 天氣에서 發하는 六淫의 邪와 人氣에서 變하는 五賊의 運이 모두 能히 犯上하여 災害가 돼서 或은 그의 淸明을 가리고 或은 그의 經隧(경수)를 막아서 正氣로 더불어 相搏하게 되므로 欝而成熱하면 脈滿而痛하게 되는데 만일 邪氣가 稽留(계류)해도 脈滿而痛하게 되나니 이것은 모두 實이오 만일 寒濕의 侵襲을 받았다면 비록 正氣가 衰微하여 相搏成熱이 안 되었다 하더라도 邪가 外에 襲하면 血凝脈縮(혈응맥축)이 되어가지고 所絡이 收引而痛하게 되므로 溫하게 하면 痛勢가 減해지나니 이것은 虛이다.

風으로 因하여 痛한 者는 風을 싫어하나 或은 땀이 저절로 나기도 하고 署로 因하여 痛한 者는 或은 땀이 있기도 하고 없기도 하나 모두 熱을 싫어하며 耳와 額이 脹痛하고 濕으로 因하여 痛한 者는 머리가 반드시 무거우나 陰雨를 만나면 더욱 甚하며 痰飮으로 因하여 痛한 者도 또한 昏重하고 아프며 속이 메슥메슥(憒憒, 궤궤) 吐할 것 같으며 寒을 싫어하고 氣虛로 因하여 痛한 者는 勞苦를 만나면 더하고 血虛로 因하여 痛한 자는 痛勢가 魚尾(項後髮際兩房角處)까지 連하며 놀래기를 잘하고 其脈이 扎(규), 或은 沈數(침삭)한 것이 通例이다. 그런데 頭痛의 原因이 참으로 많거늘 古方에서 恒常 風藥을 쓴 것은 頭는 高巓之上인지라 오즉 風藥이라야만 到達하게 되나니 味가 薄한 것은 陰中의 陽으로서 地로부터 天에 昇하여 風, 寒, 濕의 患者에게는 꼭 써야 되는 것인데 虛와 다못 熱한 者도 또한 假用하여 引經해야 할 것이다.

그런데 舍岩은 「夏熱耳鳴, 病在心而痰厥, 秋寒骨痛, 冷在肺而腎傷, 氣痛如癲, 心痛而狂」이니 하여 上의 六法을 提示하였다.

七. 舍岩의 經驗例

[一] 一男子가 年五十餘에 頭面이 盡痛하되 頸項(경항)이 尤甚함으로 陰谷 曲泉 補, 經渠 中封 瀉한 지 數日에 半減하고 又數日에 快袪(쾌거)하였다. 偏頭痛이라 하는 것은 한쪽만 아픈 것으로서 아프지 않은 쪽 絶骨만 單瀉하여도 病이 낫더라.

[二] 一人이 한 쪽 눈에 眼疾이 大作하고 그 쪽 골치가 또한 아픈지라 大敦 少衝 補 太白 太淵 瀉하였더니 兩病이 全快하더라.

[三] 一婦人이 年四十餘에 오른쪽 偏頭痛이 甚한 지가 이미 十餘年이러니 左邊絶骨을 瀉한 지 數日에 病이 낫더라.

[四] 一女子가 恒時 頭, 或은 頸項에 痛感이 甚하고 發作

時에는 或은 깜짝깜짝 놀래며 擧眼視物이 不能한데 듣건대 十歲前後에 頸項痛이 있었다 한다. 비록 肝候와 비슷하나 大腸證이 있으므로 正格을 썼더니 効驗이 있더라 頭痛은 元來 大腸證이 없는 것인데 頸項痛은 治病하는 者가 반드시 肝經인가 疑心함으로 風門에 「體氣虛弱, 風必傷腑」의 證을 引用하여 解明해둔다.

第二十六章 胃脘痛門

一. 胃脘痛

① 見證=中脘穴當處(臍上 四寸)가 隱隱이 아픈 證.(누르면 右便이 아픈)것

② 療法=陽谷 解谿 補, 臨泣 陷谷 瀉, 中脘 正.

二. 脾痛

① 見證=錐 或은 鍼으로 心을 찌르는 것 같이 아픈 것(靈樞厥病篇=에 말한 脾心痛)이니 心痛 連臍證을 指稱함이다. (詞子散, 或은 復元通氣散證)

② 療法=少府 大敦 補. 隱白 瀉. 丹田 迎.

三. 病源과 證治槪論 (新證)

【杏坡按】=胃는 沖和之氣를 稟受(품수)한 것으로서 多氣少血인지라 壯하면 邪가 侵犯하지 못하나 虛하면 邪가 들러붙어서 病이 되는 것인데 偏僻되게 차거나 偏僻되게 더우면 水停食積이 되어 氣로 더불어 相搏해 가지고 아프게 되는 것으

로서 其 痛狀이 心痛과 비슷하다. 그러나 반드시 或은 悶, 或은 脹 或은 嘔吐, 吐酸, 或은 不食, 或은 便難, 或은 瀉利, 或은 面浮黃, 四肢倦怠 等 證을 訴한다.

그런데 舍岩은 「肝官入脾, 正是土敗木賊之患, 膽命至胃, 必爲君遇臣傷之憂」라 하여 上二法을 立하였다.

四. 舍岩의 經驗例

[一] 一男子가 年可五十에 恒常 胃脘痛을 患하는데 心下로부터 臍上에 이르기까지 作痛하기 有時無定하여 或 虫痛과 비슷한지라 陽谷 解谿 補. 臨泣 陷谷 瀉하였더니 數度에 有效하더라.

[二] 一男子가 年二十餘에 胃脘痛이 있어 매양 始痛日에는 惡寒, 頭痛, 肢節痛 等 證과 함께 四肢에 肉起하기 棗栗(조율)과 같은 것이 數가 없으며 或은 次次 消盡하기도 하고 或은 幾個가 胃部와 兩脚 上下에 남아있기도 하여 十餘日를 間隔으로 反復한 지가 屢年이라 胃經正格五六度로 完治하였는데 오른쪽이 勝하였으므로 佐治하였으며 가마를 타고 왔다가 걸어갔다.

第二十七章 腹痛門

一. 寒痛 (寒邪入腹)

① 見證=增減이 없이 綿綿이(쌀쌀) 아프며 脈이 沈, 遲한 것.(厚朴溫中湯證)

② 療法=大腸虛인지라 三里 曲池 補. 陽曲 陽谿 瀉.

二. 火欝痛

① 見證=때로 아프고 때로 그치며 痛處가 또한 뜨거운 것이니 婦人에게 가장 많은 證.(黃芩芍藥湯證)

② 療法=心經虛인지라 大敦 少衝 補. 陰谷 曲泉 瀉.

三. 濕腹痛

① 見證=腹痛을 訴함과 함께 小便이 不利하고 大便이 溏泄(당설)한 證.

② 療法=胃虛인지라 陽谷 解谿 補. 臨泣 陷谷 瀉.

四. 氣腹痛

① 見證=가슴이 더부룩하고 배꼽 위가 쌀쌀 아픈 證.

② 療法=肺濁인지라 少府 魚際 補. 尺澤 曲泉 瀉.

五. 欝腹痛

① 見證=배가 땅기고 아픈(牽引痛)것

② 療法=肝衰인지라 陰谷 曲泉 補. 經渠 中封 瀉.

六. 血虛腹痛

① 見證=隱隱이 아프기 시작하면 細筋을 잡아뽑고 가시(芒刺)로 찌르는 것 같은 것.(四物湯加陳皮木香證)

② 療法=臨泣 三間 補. 通谷 前谷 瀉.

七. 冷腹痛

① 見證=배꼽 아래(臍下)가 쌀쌀 아픈 證.

② 療法=經渠 復溜 補. 太白 太谿 瀉.

△ 食狗腹痛=少衝 補, 滯했으면 合谷 瀉.

△ 怪疾腹痛=먼저 四關(左右合谷 左右太衝 鍼. ① 上衝하면 公孫 ② 吐하면 關衝 瀉 ③ 轉筋되면 承山 瀉. 內關 補.)

八. 病源과 및 證治槪論 (新增)

【杏坡按】=腹이라 함은 當의 義 卽 많은 物品을 畏盛(과성)하여 當家翁과 같다는 義이다. 人體의 內를 構隔膜으로써 限界를 하여 隔膜 以上을 胸中이라 하나니 心, 肺가 居하고 밖에는 胸骨 筋骨이 包圍되었으며 隔膜 以下를 腹中이라 하는데 胃, 腸, 腎, 膀胱이 居하여 食物을 消化시켜가지고 廢料(폐료)를 排泄해서 生體를 營養하는 것이니 밖에는 軟皮(연피)로써 包圍되었다.

그런데 모두 寬緊(관긴)의 能力이 있으며 그 部位에 넓이가 胸中에 倍가 되나 다만 貯藏하는 것이 모두 飮食物에 關係되는 것으로서 蒸腐(증부)의 作用이 있어 胸中의 淸潔한 것만 같지 못하며 만일 消化, 排泄의 機能이 弱하면 腹中이 不快하여 病이 되게 되는데 腹痛은 흔히 勞役의 過甚과 飮食의 失節로 中氣가 受傷하게 되면 寒邪가 虛를 타고 入客하여 陽氣가 不通하게 되는 까닭이다.

舍岩은 內經의 「腹無熱痛」이라는 原理를 引用하여 寒邪가 있으면 반드시 腹病이 생긴다 强調하고 「心虛者火痛, 胃虛者濕痛, 肺濁氣痛, 腎弱冷痛, 肝衰欝痛, 血虛腸痛」等等의 諸法을 立하였다.

九. 舍岩의 經驗例

外祭部分이 所驗한 바 많으나 至於 肺濁의 右痛, 肝痛의 左邊, 冷痛의 在下, 胃虛의 無定處, 大腸近臍, 血虛의 小腸에는 可論이라 하겠으나 火欝心痛은 胃脘痛과 다르지 않은 것이 尤爲最難이라 하겠다.

[一] 一男子가 처음에는 腹痛을 作하더니 或 腰痛도 있으

며 後에 風丹이 있어 왼뺨이 온통 붉고 左項大腸 分野에 結核이 많으므로 大腸正格을 썼더니 病이 낫더라. 同時에 一女子가 또한 此證이 있으나 다만 腰痛을 作하고 風丹이 있으므로 목을 診察한 結果 上과 같은 治療法으로 有效하였다.

[二] 一婦人이 年三十에 아직도 行經이 안 되고 매양 腹痛을 作하여 一望後라야 조금 낫거늘 血虛作祟(혈허작수)로 診斷하여 臨泣, 三間 補 通谷, 前谷 瀉 하였더니 一度에 經이 行하고 腹痛이 漸減하더라.

[三] 一壯丁男子가 終日 蹇裳水役(건상수역) 끝에 腹痛이 大作하거늘 壬年을 當한지라 運氣로써 治하고 水役은 隆寒(륭한)한 것이므로 大腸正格으로써 治하여 有效하였다. 入效活變의 道가 微妙하지 않은가.

[四] 一婦人이 年五十에 배가 아파 죽을 뻔한 지가 數十日이더니 小減之後에 또한 飮食이 不下하여 食滯와 같고 또 腹痛과 泄瀉가 있으나 左邊證이 많으므로 肝欝로써 治하였더니 二度에 有效하더라.

[五] 一副因이 年五十에 腹痛이 苦惡하나 別로 이렇다 할 部分證候를 確認할 수가 없으며 診察한 結果 左脇下에 만져지는 것이 있어서 膽欝(담울)과 같으므로 氣痛方을 썼더니 有效하더라. 氣痛은 右脇痛과 같으나 氣弱한 者는 脇痛이 많이 생기고 氣多한 者는 氣痛을 善作하는 것이 通例이다.

[六] 一男子가 年三十에 恒時 小腹이 아프고 每日 새벽에 冷泄이 있는지라 腎經正格을 썼더니 有效하더라.

[七] 一婦人이 年五十에 腹痛을 患한 지 이미 三十年으로 胸腹이 脹滿하고 이렇다 할 部分的 證候는 없으나 胃脘이 尤

甚(우심)하며 발에 땀기가 없고 跗上(부상)이 또한 浮한 지라 胃經正格을 썼더니 一度에 발에 땀이 있고 腹痛이 그치더라.

[八] 一女子가 恒常 小腹이 作痛하는데 腎弱인지 大腸의 不足인지 項部를 診察하니 結核이 있으므로 不病便 大腸正格을 썼더니 卽 止하더라. 胎熱에도 많이 効驗을 보았다.

[九] 一男子가 恒常 心下痛이 있었는데 火癖方을 썼더니 有效하더라. 火癖이 비록 心下痛과 같으나 眞實한 火癖은 隱隱이 아플 뿐이다.

[十] 一男子가 年十餘에 臍下痛 累日에 울고 몸부림치는데 耳下大腸分野를 診察하니 結核이 있는지라 大腸虛인줄 알므로 正格을 썼더니 快差하더라.

[十一] 一女兒가 年十四五歲에 全身에 浮腫이 생겨 두 눈을 겨우 뜨며 頭瘡이 있은 지 이미 오래고 목(項)大腸 分野에 結核이 있는지라 바야흐로 胎毒인 줄 알므로 大腸正格을 썼더니 數三回에 浮腫이 다 빠지고 胎熱이 또한 낫더라.

[十二] 一男子가 年十四五에 左邊牙齒가 疳瘡(감창)이 먹어서 膿汁(농즙)이 齒間으로부터 솟아나오며 왼뺨이 붓고 때로 振寒을 作하며 腫處가 아프고 쑤시며 頭, 面一邊을 만지지 못하게 하고 왼쪽으로 돌이킨 채 轉側이 不能한지라 목을 診察하여 胎毒인 줄을 알았으므로 大腸正格을 썼더니 有效하더라. 項上 結核이 아니었으면 어찌 胎熱인 줄을 알았으랴. 小兒의 頭瘡과 項核은 모두 大腸의 虛이다.

[十三] 一婦人이 年五十餘에 腹痛이 間作한 지가 이미 二三年인데 方痛幾月餘에 或은 眼花가 生하고 兩眉骨이 아프며 머리를 들면 空虛한 것 같고 心下가 癖悶하더니 火癖方을 써

서 一度에 有效하였다.

[十四] 一男子가 年近五十에 왼다리가 아프고 陰水가 不足한 지가 오랬다가 行路人의 말을 잘못 듣고 梔子(치자) 一斤을 膿煎連服(농전연복)하였음으로 腹癠病이 생긴 것이어늘 이것을 생각지 못한 病者는 頭腐滯(두부체)라 하므로 連하여 內庭을 瀉하기 三四日을 해도 不驗한지라 더욱 致疑하여 그 緣由를 물은 즉 降火劑를 많이 썼다하므로 心經의 受邪임을 안지라 少衝을 單瀉하였더니 數日에 癠痛이 快差하였다. 만일 機微를 잘 알아채지 못하였으면 누가 病上加病을 알았을까보냐.

第二十八章 腰痛門

一. 項脊如錘(항척여추)
① 見證=모가지와 등성마루뼈가 쇳덩어리를 속에 넣고 내려 누르는 것 같은 證.
② 療法=膽傷인지라 通谷 俠谿 補. 商陽 竅陰 瀉.

二. 筋骨如折(근골여절)
① 見證=筋骨이 잡아쥐고 꺾는 것같이 아픈 證.
② 療法=大腸傷인지라 三里 曲池 補. 陽谿 陽谷 瀉.

三. 屈伸刺痛
① 見證=구부리(底下位)거나 펴면(仰上位) 찌르는 것같이 아픈 證.(速効散證)

② 療法=腎傷인지라 經渠 復溜 補. 太白 太谿 瀉.

四. 張弓弩弦

① 見證=머리가 발에 닿을 만큼 꾸부러진 證.

② 療法=肺傷인지라 太白 太淵 補. 少府 魚際 瀉.

五. 病源과 및 證治開設 (新增)

【杏坡按】=腰라 함은 身體의 兩側空處, 卽 肋骨과 髀骨과의 間을 通稱함인데 屈伸의 關要가 된다하여 腰라 한 것이며 腰痛은 或은 六淫의 外感으로 或은 色慾의 內傷에서 基因하는 것이나 大體로 內傷이 많고 外感이 적다. 假令 腎臟의 眞氣가 제대로 布護된다면 六淫의 氣가 어찌 能히 害가 될 것이랴. 오직 腎臟이 虛傷하여 帶脈의 氣가 獨足하지 못하므로 邪가 손쉽게 틈타 들어가서 病이 되는 것이다.

辨之의 法은 아플 때에 悠悠不止(유유부지)하고 乏力痠輭(핍력산연)한 것은 房慾의 傷腎이오 잔허리가 잡아 뽑는 것 같고 四肢가 倦怠한 것은 勞力의 傷氣요 얼굴이 시커멓고 허리가 꼿꼿해서 오래 서지 못하는 것은 失志傷心이요 飮食이 不能한 것은 憂思傷脾로 胃氣의 不行이요 脇腰가 脹悶하고 筋弛白淫(근이백음)한 것은 欝怒傷肝(울노상간)이나 腎肝이 同系이므로 冷痛沈重하여 날이 우직하면 發하는 것은 濕이요 足冷背强하여 洒淅拘急(세석구급)한 것은 寒이오 左右를 牽連(견연)하여 脚膝(각슬)이 强急한 것은 風이요 왼몸의 俯仰이 不能하고 動搖하여 轉側이 不能한 것은 閃挫(섬좌, 삔 것)요 有形作痛하며 皮膚가 淸白한 것은 痰이요 無形作痛하여 脹滿連腹한 것은 氣요 便閉尿赤하며 煩躁口渴(번조구갈)한 것은 膏粱(고량)의 積熱이요 晝輕夜重하고 便黑尿淸한 것은 跌損의 血瘀이며 其他 脈이 大한 것은 腎虛, 澁한 것은 瘀血, 緩한 것은 濕, 滑한 것은 痰, 緊한 것은 寒, 浮而弦은 風, 沈而實한 것은 閃朒(섬눌)이다.

그런데 舍岩은 「腰痛皆係於膀胱, 鍼刺當瀉, 必補大腸, 項脊如錘(항척여추), 是痰之所傷, 筋骨似折, 是心之損悲, 屈痛伸刺, 可謂腎虛之氣, 張弓弩弦(장궁노현), 實是肺傷之禍」라 하여 上의 四法을 立하였다.

六. 舍岩의 經驗例

大凡=腰痛은 모두 膀胱當瀉에 關聯되는 것이어늘 時醫들이 腰痛을 다스린다는 者가 모두 補, 瀉法을 알지 못하고 다만 委中(위중)을 刺하고 或은 崑崙(곤륜)을 刺하여 或 낫기도 하나 或 안 낫는 것은 허물을 모두 病者의 調理와 家庭의 供饋(공궤)에 돌려보내고 肺, 腎, 膽, 大腸의 部分을 區別하여 다스릴 줄을 알지 못하니 한탄한들 뭘할까보냐. 腰痛은커녕 或은 瘰癧(라력)이 생겨서 肩前陷中(견전함중)으로부터 耳珠下에 이르기까지 實珠狀을 成한 것이라도 三里, 曲池 補하고 陽谿, 陽谷을 瀉하는 大腸正格을 用하면 낫지 않는 者가 없더라.

[一] 一童子가 年十餘에 오른 다리를 절고 踝骨(과골) 밑이 돌아가면서 痠痛(산통)하며 左右 귀 밑이 結核의 大者가 十餘오 小者가 不計其數인데 大部分이 大腸 分野에 있으며 兩眼黑睛(양안흑정)에 紅白絲狀物(홍백사상물)이 亂散하기 안개와 같거늘 大腸正格으로써 治하였더니 四五度에 快愈하더라.

[二] 一男子가 年十餘에 第七八椎(腰椎)가 구부러지기 주

먹과 같아서 行步할 적에는 兩手로 무릎을 짚은 지가 벌써 數年有餘러니 一鍼客의 壯談하는 者가 있어서 委中을 刺한 後부터 담박 仰臥不起하며 兩脚을 뻗고 꾸부리지 못하고 부드럽기가 힘줄이 없는 것 같으며 中封穴 近處를 만진 즉 戰掉搖搖(전도요요)하거늘 내가 처음에는 筋痿(근위)인가 疑心하여 肝經正格을 썼더니 數月 後에 眼熱이 卒發하고 唇口(진구)가 糜爛(미란)하며 兩眼黑白睛上에 團團 붉고 검은 것이 各各 三四個式 生起어 視物이 不得하는지라 肺經正格을 用하기 數度에 兩眼이 如常하고 兩脚을 겨우 屈伸하며 腰上起骨이 小減한 것 같더니 不可避의 事情이 있어 繼續 治療하지 못하고 갔다. 三四月 後에 들으니 兩手로 依人行步한다 하더라 아까운 것은 度數를 채우지 못한 것이 恨이다.

[三] 一婦人이 恒常 腰痛의 苦로 먹지를 못하고 全身에 浮氣가 있는데 頭, 面이 尤重(우중)하며 或은 癮疹(은진)이 生하고 或은 腹痛이 있는지라 大腸의 虛이므로 大腸正格을 썼더니 諸證이 快差하더라.

[四] 一男子가 年五十에 腰痛과 함께 右脚이 無力한 지가 이미 屢年이러니 項部를 診察한 結果 大腸 分野에 結核이 있으므로 大腸正格을 썼더니 數度에 낫더라.

[五] 一婦人이 弟九腰椎가 구부러지고 일어나면 前, 後陰이 땅기고 아프며 兩쪽 環跳(환도) 以下 오금(膕) 위가 刺痛不仁하며 龜背가 되어 張弓弩弦(장궁노현)한지라 肺經正格을 쓴 결과 諸痛이 盡除하고 椎曲이 반쯤 펴졌더니 側近者의 詛毀止挽(저훼지만)으로 數度를 未盡한 까닭에 快效를 보지 못하였으니 可惜한 일이다.

114

[六] 一男子가 年近六十에 龜背를 患하여 입맛이 쓰고 먹지를 못하여 胸中이 찢어지는 것 같고 똑바로 서면 身長이 平日에 半에 不過한지라 太白 太淵 補, 少府 魚際 瀉하였더니 三度에 行步가 自若하고 其背가 平日에 比하여 少異할 뿐이러니 다시 六七度에 快痊(쾌전)하였다.

[七] 一男子가 年二十에 龜背를 患하기 始作하여 나이(年)를 따라 더욱 甚한지라 肺經正格을 썼더니 一度에 半쯤 펴지고 仰臥하면 등에서 折骨聲(절골성)이 나더라.

[八] 내가(舍岩 自身) 少時로부터 隱隱이 腰痛이 있고 或換節期에는 左右手臂가 水腫과 같았다가 或 二, 三月에 풀리기도 하고 或은 四節을 풀리지 않기도 하며 或은 가을(秋)이면 尤劇(우극)하여 胸背가 瞀重(무중)하고 上腹이 如飽하며 耳鳴이 大作하고 때로는 蕭然이 잠이 드나 때로는 恐怖證을 느끼거늘 널리 藥肆(약사)에 물었더니 或은 內腫이라고도 하고 或은 心火라고도 하여 百口가 異說하고 한 사람도 大腸證候인 것을 말하는 사람들이 없더라. 시체 사람들이 잘못 虛勞라 指稱하여 生命을 버리는 者가 十常八九로 이것이 大腸의 虛이다. 나의 三弟와 長姪이 모두 이것으로 그르쳤다. 何故아 母胎不足과 痘經(두경)의 餘熱로 或은 項核(항핵)이 되고 或은 喉熱이 되고 或은 입이 마르고 재채기를 잘하며 或은 脇腋이 아프고 或은 疝氣(산기)도 되며 或은 風疾도 되고 或은 噎膈(열격)도 되며 或은 眼疾도 된다. 此等諸證은 이른바 稟賦不足(품부부족)으로서 가장 恨 되는 것은 晚覺이다. 經閱(경열)이 아니면 如神한 此理를 어찌 알까보냐.

第二十九章 脇痛門

一. 右脇痛

① 見證=文字 그대로 바른쪽 옆구리가 아픈 證.

② 療法=肺의 病인지라 太白 太淵 補. 少府 魚際 瀉.

二. 左脇痛

① 見證=文字 그대로 왼쪽 옆구리가 아픈 證.

② 療法=肝의 病인지라 陰谷 曲泉 補. 經渠 中封 瀉.

三. 蔽骨痛(心下牽(심하견))

① 見證=명치(蔽骨(폐골))가 땅기고 아픈 것.

② 療法=心病인지라 大敦 少衝 補, 曲泉 少海 瀉.

四. 左右挽痛

① 見證=脾가 左右로 땡기고 아프며 消化不良이 되는 것.

② 療法=脾의 病인지라 少府 大都 補. 大敦 隱白 瀉.

五. 病源 및 證治概論 (新增)

【杏坡按】=脇은 挾의 義니 攘臂(양비)의 所挾을 指稱한 것으로서 身軀의 兩側 卽 腋下(액하)로부터 肋骨盡處가 모두 그것인데 肝은 갈빗대 사이에 자리잡고 있으므로 脇痛은 흔히 肝에 屬하였다. 大凡 七情 六欝의 犯과 飮食勞動의 傷이 痰凝氣聚(담응기취)와 血蓄成積(혈축성적)을 招致해가지고 經筋 行程을 따라 邪를 挾하여 痛이 되는 것인데 左에 在하면 肝火와 또는 氣이나 或은 瘀血도 있으며 右에 在하면 脾火이나 痰과 또는 食도 있다.

그런데 舍岩은 「脇痛者 心肺三焦之位也라 하고」 「目慌慌而

不見(목황황이불견), 肝弱逢金, 耳朦朦而不聞(이몽몽이불문), 肺傷遇火, 心田牽而吸塞, 寒冷蔽於心竅(한냉폐어심규), 脾土彎而呼絶(비상만이호절), 濕熱觸於胃口」라하여 上의 四法을 立하였다.

六. 舍岩의 經驗例

右脇痛은 或은 痰涎證(담연증)과 같으나 그러나 만일 痰痛이라면 右脇이 다만 痛惡할 뿐이오 心下牽(심하견)은 때로 땅기고 아프다 많이 經驗한 것이다.

[一] 一男子가 年三十에 恒常 心痛을 患하고 몹시 瘦瘠(수척)한지라 大敦, 少衝 補, 魚際 瀉하기 二度에 有效하였다. 前부터 心下牽引이 아래로 橫骨까지 뻗어서 正立하지 못하는 터이다.

第三十章 諸氣痛門

一. 怒氣上

① 見證=未會有의 憤怒가 있은 後에 氣가 上衝하는 것.

② 療法=肝實인지라 經渠 中封 補. 行間 少府 瀉. 又方=經渠 瀉. 太衝 瀉.

二. 喜氣緩

① 見證=所望에 넘치는 歡喜가 있은 後에 氣가 緩漫한 것.

② 療法=心傷인지라 少衝 大敦 補. 陰谷 曲泉 瀉.

又方=太白 溫, 三里 凉.

三. 思氣結

① 見證=容易히 處決하기 困難한 事情으로 因하여 深思熟考한 後에 생긴 氣結證.

② 療法=脾傷인지라 太都 少府 補. 大敦 隱白 瀉.

又方=間使 鍼하고 氣海 瀉.

四. 悲氣消

① 見證=過激한 悲哀가 있은 後에 招來되는 氣의 消散證.

② 療法=上脘 灸. 腰兪 鍼(瀉).

五. 憂氣欝

① 見證=極度에 達하는 憂慮의 事情으로 生起인 氣欝證.

② 療法=腎弱인지라 經渠 復溜 補. 太白 太谿 瀉.

又方=腎兪 灸. 行間 瀉.

六. 驚氣亂

① 見證=卒暴間에 生起인 驚恸(경유)의 事情으로 招來된 氣亂證.

② 療法=太衝 補. 少府 瀉.

又方=勞宮 瀉. 三陰交 肺兪 灸.

七. 寒氣收

① 見證=酷寒에 跋涉(발섭)으로 因한 寒氣의 受傷.

② 療法=丹田 正. 氣海 灸 百壯.

八. 病源과 및 證治槪論 (新增)

【杏坡按】=此證은 흔히 氣道가 痰滯의 被害로 血積阻滯(혈적조체)가 된 까닭인데 또한 血脈空虛로 因하여 虛氣가 流入해가지고 作痛하는 者도 있나니 前者는 實證에 屬했고 後者는 虛證에 屬하였다. 要治의 大法은 開欝行氣, 豁痰消積

118

(활담소적)하는 것이 妥當하나 오랜 것이라면 辛寒을 用하여 降火하여야 한다.

그런데 舍岩은 氣痛의 治法은 「先看七情之長短, 後察九氣 之善惡」이라야 한다. 强調하고 「喜則氣緩, 怒則氣傷, 憂者氣 沈而思結, 悲者氣消而驚氣」라 하여 上法을 提示하고 「時人五 志火 無時不起, 十味之偏, 無一不傷」의 論을 擧하여 注意를 喚起하였다.

九. 舍岩의 經驗例

註曰=君子는 行之無憂어늘 何氣之有哉아 經에 曰, 蹶者(궐 자)는 趨者(추자)는 是氣也로되 反動其心이오 榮衛之配合은 理所固然者也라 氣者는 己之所出이나 己成病根하여 不能自制 者也로다.

[一] 一小兒가 年五六에 恒時 驚腹(별복)을 患하여 鍼藥으 로 小可하더니 잘못 높은 마루에서 떨어져서 驚倒 扶起한지 食頃에 回生하더니 其後부터 驚昏一頃에 起하고 時時로 惡寒 頭痛을 訴하거늘 少衝 補 少府 瀉하였더니 一次에 낫더라.

[二] 一男子가 年近三十에 其妻가 發狂이 大作하는 걸 보 고 如癡不振(여치부진)하더니 一日間에 惡寒이 三四次요 言 語가 不明하고 漸駸漸極(점침점극)하여 보는 사람들이 必死 不治라 하더니 驚亂本方으로써 治하기 一度에 病快하더라.

第三十一章 疝氣門

一. 水疝(수산)

① 見證=陰囊(음낭)이 붓고 땀이 나며 或은 가렵고 누렁물
이 흐르며 或은 小腹을 누르면 水聲을 作하는 證.(腰子散證).

② 療法=腎에 屬한지라 經渠 復溜 補. 太白 太谿 瀉.

二. 寒疝

① 見證=불알이 차고 딴딴하며 陰莖이 일어나지 않고 或
불알 알맹이가 땅기고 아픈 證.(蟠葱散證).

② 療法=大腸에 屬한지라 三里 曲池 補. 陽谷 陽谿 瀉.

三. 筋疝

① 見證=陰莖이 붓고 或은 몹시 가려우며 或은 힘줄이 땅
기고 或은 늘어지며 或은 白物이 나와서 精水와 같은 證.(龍
膽瀉肝湯 或은 淸心蓮子飮證).

② 療法=肝에 屬한지라 陰谷 曲泉 補. 經渠 中封 瀉.

四. 血疝

① 見證=小腹兩傍, 橫骨兩端約絞中에 生起는 黃瓜狀(황과
상)의 橫痃(횡현) 俗名 便癰(변옹), 又는 便毒, 又가래톳(玉燭
散證).

② 療法=心에 屬한지라 大敦 少衝 補. 陰谷 少海 瀉.

五. 氣疝

① 見證=腎兪穴에서부터 아래로 陰囊에 이르기까지 偏墜
(편추) 腫痛한 證.(聚香飮子證).

② 療法=肺에 屬한지라 太白 太淵 補. 少府 魚際 瀉.

六. 狐疝(호산)

① 見證=여우가 晝出夜入과 같으므로 狐疝이라 하는데 仰瓦狀의 物이 누우면 배로 들어가고 서면 囊中으로 偏入하여 아픈 것.(二香丸證).

② 療法=三陰交 然谷 補. 隱白 太谿 瀉.

七. 癩疝

① 見證=小腹이 불알을 잡아끌어서 비틀어 짜는 것 같이 아프며 囊腫如斗(낭종여두), 或은 頑癩不仁(완퇴불인)한 證을 묻하는 것.

② 療法=三陰交 陽陵泉 補. 三里 太白 瀉.

八. 病源과 및 證治槪論 (新增)

【杏坡按】=疝이라 함은 睾丸(고환)이 小腹을 連하여 急痛한 것으로서 或은 形이 있기도 하고 或은 形이 없기도 하며 或은 聲이 있기도 하고 或은 聲이 없기도 한데 氣痛에 屬한 것이 많으므로 疝氣라 한다. 그런데 此證은 흔히 濕熱의 壅遏(옹알)로 말미암아 濁液이 凝聚(응취) 되어서 血絡에 倂入하여 厥陰에 흘러서 或은 밖으로 風寒의 所襲(소습)이 되고 或은 안으로 怒氣에 衝激으로 因하여 小腹暴痛을 招致하게 되는 것인데 或은 腰脇를 上攻하여 背脊(배려)에 走遊하며 或은 寒氣가 心臟을 찔러서 手足이 厥冷하고 壯熱惡寒하며 二便이 閉塞하고 或은 불알 알맹이가 大小가 있어서 上下가 不常하며 陰囊에 腫脹이 있어서 아픈 것이 定止가 없기도 하다.

그리고 自汗하는 者도 있고 下泄(하설)하는 者도 있으며 積聚(적취)가 臂(비)와 같기도 하고 盤과 같기도 하고 盃와 같기도 하고 桃, 李와 같은 것도 있어서 寒에 遇하거나, 怒에 觸하면 塊物이 胸膈을 上衝하고 心이 平하고 氣가 和하면 塊物이 다시 囊內에 돌아와서 熱에 由因되면 縱緩不收(종완불수)하고 寒에 由因되면 上引作痛하며 濕에 由因되면 腫脹下垂한다. 熱하고 만지기를 싫어하는 者는 濕熱에 屬하였으며 寒하고 按摩하기를 좋아하는 者는 寒積에 屬하였다. 血分에 在한 者는 옮기지를 않고 氣分에 在한 者는 變動이 많다.

양쪽 불알 알맹이가 偏脹하고 左右로 넘나드는 것은 氣分에 屬하였으며 積年發痛하나 脹大하지도 않고 移動하지도 않는 것은 血分에 屬하였다. 자주 發作되고 자주 그 虛所를 變更하는 것은 厥陰風木(궐음풍목)의 爲患이요 腫이 極하나 甚痛하지 않은 것은 太陰習土의 爲患이다. 大痛한 것은 實이요 不痛한 것은 虛이며 甚하면 搐搦反張(흉닉반장), 咬牙戰掉(교아전도)하며 冷汗이 交流하는 것은 危가 須更에 있는지라 救하기 어렵고 만일 위로 嘔吐하고 아래로 遺精이 있는 것도 또한 惡候가 되는지라. 다시 그 脈을 診察하여 弦, 急한 者는 生하고 虛, 弦, 小한 者는 死한다.

施治에 모두 流通踈利(유통소리)하는 것은 妥當하나 별안간 補劑를 施하는 것은 不可하다.

그런데 舍岩의 治疝大法은 「從陽引陰, 必曰本以不失也」라 하여 相의 七法을 立하였다.

九. 舍岩의 經驗例

[一] 一男子가 年五十餘에 臍를 中心으로 下로는 曲骨, 上으로는 脇下에 이르기까지 左邊이 引痛하므로 氣疝으로써 治하였더니 곧 낫더라.

[二] 一男子가 年二十에 左邊陰囊이 偏墜(편추)하여 크기가 주먹 같고 或 遠行하면 臟腑가 땅기고 아프다하거늘 太白, 大淵 補 少府, 魚際 瀉하였더니 數度에 有效하더라. 陰囊偏墜는 癩疝(퇴산)으로 治하여야 하고 左脇痛은 肺候가 있으므로 肺正格을 쓴 것이다.

[三] 一男子가 年二十餘에 鳩尾(구미, 명치)로부터 아래로 曲骨에 이르기까지 盤狀物이 있고 左右脇下에 서너 너덧 손가락 뇌의 (可容 三四指) 鱉(별)과 같은 것이 만져지는데 듣건대 始發된 後로 더하지도 않고 덜하지도 않으며 一定不動하다 하는지라 이것은 陰莖의 證으로 認定되고 또 中滿하다 하므로 처음이 脾積方을 썼더니 三四度에 効驗이 없는지라 다시 血疝方을 쓰기 二日에 눈에 眩氣가 있다가 三五日에 다시 眩氣가 없었는데 마침 數百里 밖인 本家에서 步轎(보교, 조군)가 왔으므로 不得己 歸家하였다. 到家後에는 三四日 동안을 腹痛이 如失하였으나 房事로 不謹하므로써 及其也는 不歸의 客이 되고 말았다. 可惜한 일이다.

第三十二章 脚氣門

一. 鶴膝風(학슬풍)

① 見證=上, 下腿는 가늘고 오직 膝眼만이 腫大하여 鶴의 膝과 같으며 始作될 때에는 寒熱이 交作하고 아프기가 범이 무는 것과 같아서 步履가 不能하다가 日久하면 潰하는 證.

② 療法=中脘 正. 環跳 瀉.

二. 痿躄(위벽)

① 見證=다리가 휘청거려서 걷지를 못하는 證.

② 療法=肺虛인지라 太白 太淵 補. 少府 魚際 瀉.

三. 脚足轉筋

① 見證=다리가 뒤틀리는 證 卽「쥐」나는 것.

② 療法=膽虛인지라 通谷 俠谿 補. 商陽 竅陰 瀉.

四. 脚足寒冷

① 見證=膝以下가 寒冷한 것.

② 療法=腎虛인지라 經渠 復溜 補. 太白 大谿 瀉.

又方=湧泉 然谷 補. 環跳 瀉.

五. 筋彎(근만)

① 見證=脚筋이 拘彎(구련)하여 屈伸이 不能한 證.

② 療法=肝弱인지라 陰谷 曲泉 補. 經渠 中封 瀉.

六. 病源과 및 證治槪論 (新增)

【杏坡按】=脚氣라 함은 風, 寒, 署, 習의 邪가 足經絡에 外襲(외습)하고 酒, 食, 房勞의 傷이 下元의 不足을 招致하므로 其患이 脚에 있어서 氣痛을 作하는 것인데 其證이 처음에 始作될 때에는 膝로부터 足에 이르기까지 痲痺되며 或은 冷痛, 或은 痿弱, 或은 腫痛 或은 彎急(련급)하다가 오래 되면 날마다 枯細하여져서 或은 蒸蒸發熱(증증발열) 或은 灑灑惡寒(쇄쇄오한)하며 或은 氣衝穴로부터 먼저 아프기도 하나니 이것은 모두 脚氣의 正病이오 혹은 發熱頭痛 혹은 寒熱往來, 或은 腹內作痛, 或은 飮食을 보면 嘔吐하고 혹은 言語가 錯亂하기도 하나니 이것은 모두 脚氣의 兼證이다.

大抵 此疾은 勢에 緩急이 있어서 緩한 者는 그 오는 것이 漸하나 急한 자는 그 오는 것이 甚히 速한 것이니 治하기를 만일 緩하게 하면 氣가 올라와 心을 찔러서 殺人할까 겁난다. 또는 그 原因은 비록 內傷外感의 다른 것은 있으나 濕熱壅滯(습열옹체)의 患이 되기는 一般이므로 通을 喜하고 塞을 惡하나니 治療方式을 마땅히 因於表者는 發散으로 爲主하고 因於裡者는 踈利로써 爲主해야 한다.

그런데 舍岩은 「濕腫滿而在脾, 四末之氣在胃」라 하여 上의 諸法을 提示하였다.

七. 舍岩의 經驗例

參照

[一] 一男子가 年二十餘에 左膝骨後當中에 久瘡이 있는지 벌써 三四年이라 膿(농)이 흘러 내려와 버선목을 적시며 아픈 다리를 뻗고 꾸부리지 못하는지라 臨泣, 陷谷補, 厲兌(여태), 商陽瀉하기 數日에 꾸부린 걸 펴고 三度에 病이 完快하였다. 이것이 비록 脚足의 病이나 胃部 濕傷의 所致이므로 勝格으로써 治한 것이다.

第三十三章 痛風門

一. 行痺

① 見證=虛邪가 血氣와 더불어 相搏하여 關節에 모여 上下에 流行하므로 或은 빨갛고 或 부으며 筋脈이 弛縱不收(이종

불수)하는 證.(防風湯, 或은 越婢湯加附朮湯證(월비탕가부출탕증)).

② 療法=膽勝인지라 商陽 竅陰 補. 陽谷 陽輔 瀉.

二. 痛痺

① 見證=濕이 四肢에 流走하여 肩髃(견우)가 疼痛하며 땡기고 붓되 밤이면 甚하면 아픈 것이 定處가 있어서 歷節의 走注流痛과 같지 않다.(五積散加天麻附子湯證)

② 療法=寒勝인지라 陽谷 陽谿 補. 通谷 二間 瀉.

三. 着痺(착비)

① 見證=肌肉 內에 千萬小蟲이 亂行하는 것 같기도 하고 或은 遍身이 淫淫蟲行하는 것 같으며 만져도 그치지 않고 긁으면 더 甚한 即「麻」의 證狀과 不癢不痛(불양불통)하여 自己의 肌肉他人의 肌肉과 같아서 만져도 알지 못하고 꼬집어도 感覺을 모르는 即「木」의 證狀을 나타내는 것 (當歸拈痛湯證 或은 川芎伏令湯證).

② 療法=濕勝인지라 大敦 隱白 補. 經渠 商丘 瀉.

四. 骨痺(골비)

① 見證=苦痛이 心을 攻하고 四肢가 攣急하며 關節이 浮腫하고 몸은 차나 옷은 덥게 못 입고 기름기가 없고 힘줄에 힘이 없는 證.

② 療法=膀虛인지라 商陽 至陰 補. 三里 委中 瀉.

五. 筋痺(근비)

① 見證=風, 寒, 濕이 乘虛入筋하여 遊行不定하다가 血氣로 더불어 相搏하여 關節에 모여서 筋脈이 弛縱(이종)하고 或腫 或紅하는 證.

② 療法=肝弱인지라 陰谷 曲泉 補. 經渠 中封 瀉.

六. 脈痺

① 見證=肌肉의 몹시 더우며 皮膚에 鼠走感(서주감)이 있고 입술(脣)이 터지며 皮膚의 色이 變하는 것.

② 療法=小腸虛인지라 臨泣 後谿 補. 通谷 前谷 瀉.

七. 肌痺(기비)

① 見證=風, 寒, 濕이 乘虛入膚하여 留而不移하는 까닭에 皮膚가 不仁하고 땀이 나며 四肢가 痿弱하고 精神이 昏塞한 것.

② 療法=胃實인지라 臨泣 陷谷 補. 厲兌(여태) 商陽 瀉.

八. 皮痺

① 見證=흔히 癮疹風瘡(은진풍창)을 물하여 긁어도 아프지 않고 처음 始作될 적엔 가죽 속에서 벌레가 달아나는 것 같은 證.

② 療法=肺虛인지라 太白 太淵 補. 少府 魚際 瀉.

九. 痛風 (痛痺의 類)

① 見證=아픈 곳 皮膚에 靑色을 나타내고 어디가 닿기만 하면 불로 지지는 것 같은 證.

② 療法=膽虛인지라 通谷 俠谿 補. 商陽 竅陰 瀉.

一〇. 白虎風 (白虎歷節風)

① 見證=周身關節이 범(虎)이 무는 것 같은 證.

② 療法=肺實인지라 少府 魚際 補. 尺澤 陰谷 瀉.

一一. 病源과 및 證治槪論 (新增)

【杏坡按】=痛風이라 함은 身體 某部에 極痛의 病을 發生하는 敍上의 痛風과 如한 證 卽 痛痺의 類인데 本條에 있어

127

舍岩은 此를 主題로 하고도 其實은 痺에 對한 證, 治를 臚列 (려열)해 높은데 不過하였으므로 이제 此에 隨伴하여 痺에 對한 解明을 詳細히 하지 못하게 된다. 痺라 함은 或痛或不 痛, 或不仁, 或寒或熱. 或燥或濕 等의 風痺麻木 卽 西醫所謂 「神經痛」이 그것으로 此證은 氣血의 虧損(휴손)과 腠理(주리) 의 疎豁(소활)로 말미암아 風, 寒 濕 三氣의 所乘을 招致하여 가지고 經絡을 壅蔽(옹폐)하여 氣血이 行하지 못하거나 또는 隨時로 袪散(거산)하지 못하므로 積久爲痺하는 것이다.

　衛陽虛踈로 因하여 風邪가 絡에 入하여 成한 者도 있나니 마땅히 經脈을 宜通하고 甘寒을 써서 熱을 去하여야 하며 經 脈이 寒을 受하므로 因하여 陽氣가 護持하지 못해서 成한 者 도 있나니 마땅히 溫養通補하여 生氣를 扶持하여야 하며 暑 가 氣를 傷하고 濕熱이 絡에 入하여 成한 者도 있나니 마땅 히 脈絡을 舒通하여 淸陽으로 하여금 流行하게 하여야 하며 風濕腫痛으로 해서 成한 者도 있나니 마땅히 固陽却邪와 및 營絡을 宜通하고 奇經을 兼治하게 하여야 하며 肝陰이 虛하 여 虛邪가 絡에 入해가지고 成한 者도 있나니 苦寒으로 陰을 滋하고 通逐緩攻하여야 하며 寒, 濕이 絡에 入하여 成한 者 도 있나니 마땅히 其陽을 微通하고 通補를 兼用하여야 하며 氣가 滯하고 熱이 欝하여 成한 者도 있나니 마땅히 氣分을 따라 宜通하여야 하며 肝, 胃가 虛滯하여 成한 者도 있나니 마땅히 厥陰, 陽明을 補하여야 하며 風, 寒, 濕이 下焦經隧에 入하여 成한 者도 있나니 마땅히 辛溫으로 經氣를 宜通하여 야 하며 肝膽의 風熱로 해서 成한 者도 있나니 마땅히 甘寒 으로 陽을 和하고 脈絡을 宜通하여야 하나 만일 體質이 衰弱

하고 病久完虛한 者는 氣血을 大補하지 않으면 不可하다. 만
일 散風淸火의 從事한다면 脾肺가 心敗하여 마침내 不起를
招致할 것이며 攻裡之法에 至하여는 더욱 忌用하여야 한다.

痺證의 脈은 大而澁(대이삽)하나 脈이 오기를 急히 하는
것도 또한 痺이다. 肺脈이 微大한 것은 肺痺오 心脈이 微한
것은 心痺오 右寸脈이 沈하고, 遲, 澁한 것은 皮痺오 左村脈
이 結하고 流利하지 않은 것은 血痺오 右關脈이 擧하나 按하
나 모두 無力하고 澁한 것은 肉痺오 左關이 弦, 緊而數하고
浮하나 沈하나 有力한 것은 筋痺다. 脈이 遲한 者는 寒, 數한
者는 熱, 濡한 者는 濕, 滑한 者는 痰이오 豁, 大, 弦, 小한
것은 虛이다.

一二. 舍岩의 經驗例 (所謂麻木者는 多有此證)

[一] 一男子가 年三十에 四肢와 및 全身이 刺痛하고 四五
日後에 無數한 結核이 생겨서 或은 주먹만, 或은 胡桃 및 生
栗과 같은지라 이렇게 하기를 數十日하다가 곧 풀려서 平常
과 같고 三四日後에 다시 그런 지가 벌써 累年이라 하는지라
商陽 竅陰 補, 陽谷 陽輔 瀉하였더니 復作하지 않고 數度에
快差하였다. 此證은 行痺인 것이다.

[二] 一男子가 年十餘歲에 足大指內側에 皮肉이 綻開(탄
개)하기 長이 寸餘, 廣이 三分許로 不癢不痛한 지가 이미 數
年이라. 或이 말하기를 油烙이라야 不治한다하여 麵泥(면니)
로써 四圍하고 菜種油로 烙하기 數次에 不寒不熱하다 하므로
大敦 隱白 補, 經渠 商丘 瀉하기 二度에 完合하고 四度에 完
差하더라. 皮肉의 터지는 것은 着痺(착비)이다.

[三] 一男子가 年近三十에 手大指가 麻木하였었는데 잘못

鍼하고 灸하여 벌써 한 마디가 물러났으며 病勢는 더하다 하므로 少府 魚際 補, 尺澤 陰谷 瀉하였더니 有效하더라.

[四] 一女子가 年近三十에 오른발 商丘, 然谷, 涌泉穴處가 微白하기 一掌大와 如하고 疹毒(진독) 같기도 하며 粟米(속미) 같기도 한 것이 或은 희고 或은 붉으며 붉은 데가 몹시 가렵다 하는지라 大敦 隱白 補, 經渠 商丘 瀉하기 三個月에 病이 나았다. 着痕 腎經에 犯한 것은 흔히 着痺로써 治함은 何故아 腎經은 근본 痲가 없는 까닭이다.

[五] 一男子가 年三十에 兩脚足이 糜爛(미란)하기 濕瘡(습창)과 같은 것이 위로 胸背에 至한지라 大敦 隱白 補, 經渠 商丘 瀉하였더니 有效하더라. 着脾로써 治한 것은 病在部가 脾經 分野이오 瘡의 아래에 있는 것은 濕인 까닭이다.

[六] 一男子가 年三十餘에 尾骶骨(미저골)로부터 뒤로 腰下에 이르기까지 如掌大의 皮膚가 深白色을 呈하고 或은 班然하기 虎紋과 如한데 듣건대 七八歲 前에 右足大指端에 生瘡하여 百治無効했다 하므로 少府, 魚際 補, 尺澤, 陰谷 瀉하였더니 大指瘡이 먼저 낫더라.

[七] 一男子가 年四十에 四末이 浮白하고 痿戰無力(위전무력)하여 겨우 門庭出入이 있을 뿐이며 全面이 紅暈하고 全身이 浮氣가 있는 것 같은지라 처음에 痛痺證으로 治하여 不効하더니 肌痺로써 治하였더니 有效하더라. 經絡도 不明하였지만 四末과 面部는 胃에 屬한 까닭이다.

[八] 一男子가 四末과 面部에 풀을 발라 마른 것 같되 手의 肺分野가 尤甚하므로 肺勝格을 썼더니 有效하더라. 白虎風이 아니거늘 此方으로써 治함은 何故인가 肺病이 위에 있

는 者는 흔히 肺勝格을 쓰는 까닭이다.

[九] 一女子가 年六十에 兩便肩臂痛과 痲痺가 甚하였는데 時醫가 天應穴을 亂刺하므로 해서 病勢가 轉劇하여 衣服을 여미는데도 他人을 依賴하더니 痛痺寒勝으로 治하였더니 有效하더라.

[十] 一男子가 年二十餘에 두 다리 무릎 아래가 빈틈없이 짓물러 秋冬에 더욱 甚하고 春夏에는 皮肉이 堅厚하며 밖에는 赤黑浮白하여 痺와 如한 지 벌써 十餘年에 去去尤甚하더니 着痺方을 썼더니 有效하더라.

[十一] 一女子가 年三十에 左手大指, 次指中節이 먼저 痲痺되어 漸漸 口眼喎斜에 이르는지라 痛痺寒勝方을 썼더니 有效하더라.

[十二] 一男子가 年近三十에 白錢(흰 돈)과 같은 것이 左脚胻骨(우·각행골) 前 肝分野에서 始作되어 胃分野에 延及되었으나 髮際前後(발제전후)가 尤白하기 五六年에 도리어 胃部보다 甚하였는데 듣건대 肝分野에서 始作되었다 하므로 筋痺로써 治하였더니 有效하더라. 이것뿐이 아니라 白錢이 脚部에서 始作한 것은 肝이며 희기가 눈과 같은 것이 肝이 많은 것은 여러 번 經驗한 것이다.

[十三] 一男子가 年五十餘에 全身이 瘙痒(소양)하며 빛이 暗赤復白한 것이 尾骶骨 前後로부터 始作되어 陰囊前毛際, 申脈下가 亦甚하며 上部는 尺澤 近地가 더욱 또한 甚하여 비록 骨痺에는 이르지 아니 하였으나 陽水不足을 알았으므로 膀胱正格을 썼더니 有效하더라.

[十四] 一婦人이 左肩이 痛痺하므로 손도 또한 같으며 其

兄이 元來 鍼藥으로 有名하여 데려오더니 天應穴을 亂刺하므로 해서 痛勢가 更甚하고 寒熱이 往來하여 擧止가 憫措(민조)하므로 해서 衣帶를 사람에게 依賴하게 된지라 내가 痛痺 寒勝으로써 治하였더니 一日에 振寒이 그치고 數回에 痛痺가 그쳐서 衣滯自任이 不能하더라.

[十五] 一男子가 右膝上內側에 白錢과 如한 것이 一手掌大로 始作되어 全身에 延及되어서 大小가 斑斑하였는데 肝分野에서 始作되었다하므로 肝經正格을 用하기 屢月에 見效하였다. 그러면 俗名 錢風이라는 것은 肝, 脾經에서 多出하는 것인가보다.

[十六] 一男子가 年四十五에 左手小指가 꾸부러지고 바른 팔이 細而小力하며 小指內外側이 麻木한지라 처음에는 心經正格을 써도 效驗이 없어서 다시 脈痺方을 썼더니 有效하니 그렇다면 心經에는 元來 麻木이 없는 것인가 보다.

[十七] 一男子가 年五十에 右足束骨(우족속골)로부터 위로 踝骨下에 이르기까지 麻木이 있는지라 骨痺方을 썼더니 有效하더라.

[十八] 一男子가 오른발 跗上에 行役之餘의 신들미끈에 致傷하여 오래 辱보다가 合瘡은 되었으나 本處에 恒常 根核이 있어 久而成麻해가지고 全身에 延及하여 或은 大豆大, 或은 大小錢大, 或은 小兒奉大의 멍울이 延綿하고 浮氣가 痘腫의 未膿한 거와 같으며 上唇이 浮赤하여 動搖가 不能하고 鼻準에 연급되어 眉間 卽上하여 髮際에 接近하는지라 上唇은 胃에 屬했고 跗上은 脾이므로 肌痺方을 썼더니 有效하더라.

[十九] 一男子가 年二十에 右邊口眼이 喎斜(괘사)하고 小

指外側으로부터 肘上에 至하기까지 麻木하며 眼珠가 빨갛게 뒤집히고 全身에 麻木處가 많으며 오른발 踝骨 아래가 헐어서 아물지 않고 왼발 큰발가락이 터져서 瘡이 된 지가 이미 五六年이 된지라 먼저 脈痺로써 治하였더니 四五度에 口, 眼이 밝아지며 두 군데 瘡이 모두 아물고 麻木證이 如掃하더라. 그러기까지는 二十餘度가 걸렸다.

[二十] 一男子가 年近五十에 左膝內側에 錢風이 나더니 漸漸 커져서 손바닥만하며 만지면 麻木한 지가 八九年이오 全身이 모두 變하고 눈썹이 빠져서 문을 닫고 주저 앉은 지가 이미 數年이라 처음에 볼 적에 全身이 모두 같고 部分을 分別할 수가 없었는데 자세히 물은 結果 膝內에서 始作된 줄 알고 筋痺로 確認하였으나 病者도 올 수가 없고 또 가서 治療하지도 못되게 되었으므로 本方과 呼吸補瀉法을 가르쳐 주어서 病者로 하여금 自鍼하게 하였더니 周年에 過半이나 나았다 하니 至今쯤은 完差하였을 줄로 믿어진다.

[二十一] 一男子가 年二十餘에 한쪽 小指, 次指가 마디가 물러나고 惡涎(악연)이 흐르며 발 前後에 麻木處가 많은지라 小指, 次指는 膽에 領城으로서 小指에서 始作되었다하므로 骨痺方을 썼더니 有效하더라.

[二十二] 一男子가 年四十에 右手가 麻痺되고 아프기가 湯火中에 들어간 것 같아 恒時 물로 축이고 겨울(冬)밤에도 房에 들어앉지를 못하고 손가락을 내흔드는데 部分이 不明하나 夏月로부터 始作된 줄을 알고 脈痺로 治하였더니 有效하더라.

[二十三] 一男子가 年五十에 오른손 支構 위가 어린애 손

133

바닥만큼 淺白하고 皮開肉欄하나 柳葉의 小者와 如하며 그 손등이 한결같이 淺白하여 손으로써 만지며 患處를 깊이 긁으면 아프고 얕게 긁으면 아프지 않은 지가 이미 十餘年이라 三焦가 비록 원체부터 麻木이 없는 것이나 患處 正히 支滯上에 있으므로 처음에는 臨泣 中渚 補, 腋門이 俠谿 瀉하였더니 治하기 三四月에 効驗이 없고 또 淺白한 까닭으로 白虎風인가 疑心하여 治하기 月餘에 肉欄이 漸漸滋蔓하여 診證이 또한 어려운지라 또 痛痺寒勝로써 試治하였더니 亦是 數月에 不驗하거늘 바야흐로 얕게 긁으면 아프지 않은 것을 皮痺인 줄을 깨닫고 本法으로 治하기 數月에 터진 가죽과 짓무른 살이 모두 合瘡이 되더라. 그러나 病者가 數三方을 試함에 실증이 나서 輟去(철거) 하므로 나도 또한 붙들지 않았다.

[二十四] 一女子가 年十餘에 腰脊左邊一寸許에 먼저 적은 돈짝만한 白虎風이 生起여 深白無屑(심백무설)하더니 一歲에 至하여 大錢과 如하며 右背項側에 또 白痕(백흔)이 生하여 棋子大와 如한지라 皮痺方으로 治하기 一月에 먼저 項側에 것이 消滅되고 背脊에 것은 三四朔이 걸려서 낫더라.

第三十四章 痿證門(위증문)

一. 痿躄(위벽)

① 見證＝다리가 부드러워서 行步하지 못하는 證.

② 療法＝肺熱일지라 太白 太淵 補. 少府 魚際 瀉.

二. 脈痿

① 見證=大經(五臟六腑의 大絡)이 空虛해서 肌痺가 돼가지고 脈이 느려져서 全身을 쓰지 못하는 證.(鐵粉丸證).

② 療法=心熱인지라 大敦 少衝 補. 陰谷 少海 瀉.

三. 筋痿

① 見證=入房太甚(女色을 몹시 밝히는 것)으로 해서 힘줄이 늘어지는 것.

② 療法=肝熱인지라 陰谷 曲泉 補. 經渠 中封 瀉.

四. 肉痿

① 見證=膚肉에 痛, 癢感(양감)을 喪失한 證.(二陳二朮에 入霞天膏證.)

② 療法=脾熱인지라 少府 大部 補. 大敦 隱白 瀉.

五. 骨痿

① 見證=骨枯髓虛로 발이 몸을 이기지 못하여 앉아서 일어나지 못하는 證.(金剛丸證).

② 療法=腎熱인지라 經渠 復溜 補. 太白 太谿 瀉.

六. 病源과 및 證治槪論 (新增)

【杏坡按】=痿라 함은 火熱의 邪가 血液을 爍傷(삭상)하여 筋骨, 血脈, 膚肉, 皮毛가 따라서 늘어지게 되는데 其源要는 肺로써 爲主하고 肺는 諸臟의 長이 되나 嬌嫩(교눈)해서 火를 두려워함으로 만일 嗜慾無度하게 된다면 陰耗火熾(음모화치)해서 氣가 傷하고 肺도 또한 傷한다. 그러나 진실로 胃氣가 不傷하였다면 오히려 補救하기가 어렵지 않을 것이다. 治療의 大法은 陽明의 熱을 먼저 除하고 繼續해서 肺熱을 맑히어서 陰을 養해야 할 것이요 一切의 風藥과 및 燔鍼(번침),

艾火(애화), 濕烝 袋蒸(대증) 等 諸法은 모두 切忌해야 한다. 脈狀은 浮, 大, 或은 虛, 弱 或은 緩, 澁하고 繁하는 것은 고루 拘礙(구애)가 없으나 繁, 急, 疾者는 반드시 죽고 못 고친다.

그런데 舍岩은 「痿症有五, 肺熱葉焦者爲痿躄, 心熱氣燥者爲脈痿, 脾氣熱者爲肉痿, 腎氣熱者爲骨痿 腰膝痛者爲髓枯, 肝氣熱者爲筋痿, 以此, 補氣滎火而通兪土, 調其虛實而知其順逆, 此則筋脈自平, 骨肉無憂, 補瀉者詳之」라 하였다.

七. 舍岩의 經驗例

[一] 一小兒가 年二歲에 警瘹(경학)으로써 久痛하였는데 漆鷄三首(칠계삼수)를 먹이기를 勸하는 사람이 있어 漆皮三合을 煎服하더니 因하여 漆毒을 發해서 右脚이 痿躄(위벽)하고 膝下가 細而無力하여 履地가 不能하며 大指를 屈하여 向下하는지라 筋痿로 左治하였더니 有效한지라. 그러면 肝證도 或 右에 在하기도 한가보다.

[二] 一男子가 年四十에 左膝이 痠痛(산통)하여 諸方을 用하기 數條에 不効함으로 太白, 太淵 補 少府, 魚際 瀉하였더니 一度에 快差하더라.

[三] 一小兒가 왼편다리가 힘이 없어서 앉으나 서나 들지를 못하는데 그 左脇을 만지니 驚腹(별복)의 痕이 있는지라 筋痿方으로 右邊을 治하였더니 一度에 諸證이 倂快하더라.

[四] 一小兒가 龜背와 龜胸이 生起고 兩脚이 痿躄하여 屈伸하지 못하고 長臥不起하며 兩足을 時時로 戰掉하되 만지면 더하거늘 龜背와 痿躄은 모두 肺傷인지라 太白 太淵 補, 少府 魚際 瀉하였더니 오래고 오래서 諸證이 倂快하더라.

第三十五章 耳聾門

一. 耳聾(이롱)

① 見證=귀가 먹어 소리가 들리지 않는 證.

② 療法=腎虛인지라 經渠 復溜 補. 支溝 陽輔 瀉.

二. 耳鳴

① 見證=文字 그대로 귀가 우는 것이니 별안간 或은 兩側, 或은 偏側에서 淸亮(청량)한 小喇叭聲(소라팔성)이 나는 것.

② 療法=商陽 通谷 補. 太白 太谿 瀉.

三. 病源과 및 證治槪論 (新增)

【杏坡按】=耳는 司聽의 竅로서 外部로 머리 兩쪽에 突出한 것을 耳輪(耳殼(이각))이라 하는데 輭骨質(연골질)의 喇叭形 (나팔형)으로서 不定突起가 있나니 兜聲(두성)의 用이 되며 안쪽을 耳孔이라 하는데 깊이가 約 八分으로서 導聲의 用이 되며 孔口 前에 小骨을 耳眩이라 한다. 孔內에는 耳毛가 있 나니 塵埃(진준)과 및 小蟲의 竄入(찬입)을 防禦하기 위함이 며 孔底에는 卵圓形의 薄膜(박막)으로 된 鼓膜이 있나니 彈 性이 있어 耳內小骨에 傳聲하여 聽覺이 生起게 되는 것이다.

그런데 耳聾이라 함은 耳는 腎의 竅로서 足小陰經의 所主 이나 心도 또한 耳에 寄竅하였으며 十二經脈中에 足少陽과 手厥陰을 除外한 그 나머지 十個經脈은 모두 耳中에 들어갔 으므로 人體精明의 氣가 多分此竅에 走入하여 聽覺이 生起게 되는 것이다. 그러므로 一經一絡에 虛, 實 或은 失調한 것이 있다면 또한 足히 此竅에 精明을 어지럽게 하여 或鳴, 或痒

(혹양)으로 聾(롱), 聵(외)에 至하게 된다. 그런데 聾證에는
또 虛, 實의 異가 있어 年衰體弱, 精氣不足으로 基因한 것은
虛이나 만일 黑瘦健壯(흑수건장)하고도 聾한 것은 精氣에 固
藏閉塞의 所致로서 稟賦(품부)의 有餘之兆이니 例로 高壽者
가 많다. 治療하지 않아도 좋으며 또 外物의 所傷, 或은 大聲
所震으로 聽宮의 膜이 破裂된 것도 있나니 그것도 또한 治療
가 不能한 것이다. 大抵脈이 浮하고 盛한 것은 風이니 消散
하여야 하며 脈이 洪하고 實한 것은 熱이니 踈利하여야 하며
脈이 澁하고 濡(유)한 것은 虛이니 調養하는 것이 妥當하며
邪氣의 倂退를 기다려서 다시 通脈, 調氣, 安腎法으로써 善其
後를 해야 한다.

그리고 耳鳴으로써 말한다면 腎竅는 이것이 宗筋의 所聚인
지라 精氣가 調和하고 腎氣가 充足한다면 耳目이 聰明하겠지
만 만일 血氣를 勞傷하여 精脫神憊하면 매양 耳鳴이 많게 되
는데 其鳴이 或은 蟬噪(선조)와 같고 或은 鐘鼓와 같고 或은
水激과 같으며 똑같지는 않으나 腎虛한 것으로써 治療하여
不效한 것이라면 平昔에 飮酒厚味로 痰火가 上焦에 쌓여서
耳中에 欝結한 까닭이니 마땅히 淸痰降火하여야 하며 그 虛
實을 分辨함에 至하여는 大凡 暴鳴聲大하거나 或은 손으로
만지면 우는 것이 더욱 甚한 것은 實에 屬하였고 울수록 소
리가 가늘며 손으로써 만지면 울지 않거나 或은 조금 떨리는
것은 虛에 屬하였다. 少壯熱盛한 者는 實이 많고 中年無火한
者는 虛가 많으니 各各 審證施治하여야 할 것이다.

그런데 舍岩은「腎者, 作强之官, 技巧之出是以, 耳者, 腎之
外候, 北水之一陽, 天一水, 南火之二陰, 地二火, 此水補, 火瀉,

138

以寧其本抑官制瀉 以平其末」이라 하여 上二法을 立하였다.

四. 舍岩의 經驗例

[一] 一男子가 年四十餘에 筋力이 壯大한데 까닭 없이 귀가 먹어 들리지 않는지라 經渠 復溜 補, 支溝 陽輔 瀉하였더니 數回에 病이 낫더라 重病 後와 耳瘡後餘崇(이창후여수)로 온 耳聾과 오랜 耳聾도 모두 此로서 治하여 有效하였다.

第三十六章 目病門

一. 瞳子濁

① 見證=文字 그대로 눈동자가 부연 것.

② 療法=腎虛인지라 經渠 復溜 補. 太白 太谿 瀉.

二. 靑翳(청예)

① 見證=文字 그대로 靑色雲翳(청색운예)가 眼睛을 덮어가는 것.

② 療法=肝虛인지라 陰谷 曲泉 補. 經渠 中封 瀉.

三. 白膜

① 見證=文字 그대로 白苔가 눈을 덮는 것.

② 療法=肺虛인지라 太白 太淵 補. 魚際 大都 瀉.

四. 外眥赤綠血暗(외자적록혈암)

① 見證=外眥가 充血이 되어 붉고 푸른 것.

② 療法=胃經虛熱인지라 內庭 通谷 補, 三里 委中 瀉.

五. 內眥赤紅肉起

① 見證=肉眥에 赤紅色의 起肉이 有한 것.

② 療法=心經實熱인지라 少海 陰谷 補. 少府 然谷 瀉.

六. 白睛紅筋瞖障膜(백정홍근예장막)

① 見證=흰자위에 붉은 힘줄이 眼膜을 가린 것.

② 療法=肺病인지라 太白 太淵 補. 少府 魚際 瀉.

七. 烏睛紅白瞖障膜(오정홍백예장막)

① 見證=검은자위에 紅白色의 흰 白苔가 끼는 것.

② 療法=肝病인지라 陰谷 曲泉 補. 經渠 中封 瀉.

八. 上下眼胞如桃(상하안포여도)

① 見證=눈두덩이가 복숭아 같이 부운 것(눈다래끼).

② 療法=脾病인지라 少府 大都 補. 太敦 隱白 瀉.

九. 烏白睛兩間瞖膜(오백정양간예막)

① 見證=검은 자위, 흰자위 사이에 白苔가 끼는 것.

② 療法=胃虛인지라 陽谷 解谿 補. 臨泣 陷谷瀉.

一〇. 迎風出淚, 坐臥生花

① 見證=바람 부는 데 나가면 눈물이 나고 앉으나 누우나 眼花가 生하는 것.

② 療法=腎病인지라 經渠 復溜 補. 太白 太谿 瀉.

一一. 赤痛

① 見證=눈이 별안간 빨갛고 아픈 것.

② 療法=肝經實熱인지라 陰谷 曲泉 補. 太衝 太白 瀉.

一二. 羞明怕日(수명파일)

① 見證=밝은 것을 싫어하며 해를 못 보는 것.

② 療法=脾病인지라 脾正·少府 大都 補. 大敦 隱白 瀉.

一三. 倒睫拳毛(도첩권모)

① 見證=속눈썹이 거꾸로 눈 中央에 들어가 눈瞳子를 찌르는 證.

② 療法=脾風인지라 脾正·少府 大都 補. 大敦 隱白 瀉.

一四. 拳睛弩肉

① 見證=불그러진 군살이 검은 자위를 휘어잡는 것.

② 療法=心熱인지라 少海 陰谷 補. 少府 然谷 瀉.

一五. 視物不眞

① 見證=똑바로 보이지 않고 둘, 或은 셋으로 보이는 것.

② 療法=脾虛인지라 少府 大都 補. 大敦 隱白 瀉.

一六. 眵多結硬(치다결경)

① 見證=눈곱이 많이 끼어 덩어리지는 것.

② 療法=肺實인지라 少府 魚際 補. 陰谷 尺澤 瀉.

　　** 참고: 요결 원문에는 少府, 魚際 補. 陰谷, 瞳澤 瀉로 되어 있으나, 瞳澤은 尺澤의 誤記이므로 尺澤으로 바로 잡음. (瞳澤穴은 없음)

一七. 眵稀不結(치희불결)

① 見證=눈곱이 많으나 묽어서 덩어리 되지 않은 것.

② 療法=肺虛인지라 太白 太淵 補. 少府 魚際 瀉.

一八. 遠視不明

① 見證=近視에는 相關이 없으나 遠視는 못하는 것.

② 療法=肝虛인지라 陰谷 曲泉 補. 經渠 中封 瀉.

一九. 雀眼(작안)

① 見證=밤눈 어둔 것.

② 療法=陰谷 曲泉 補. 少府 然谷 瀉.

二〇. 瞳子突出

① 見證=文字 그대로 瞳子가 불그러져 나오는 것.

② 療法=陰谷 補. 然谷 瀉. 三里 斜.

二一. 釘翳(정예: 삼눈)

① 見證=눈에 一團의 白點이 생기어 눈물이 흐르고 밝은 걸 싫어하며 아프며 붉고 거치는 것.

② 療法=僕參(복삼) 百會 補. 一本에는 瀉라 한 것도 있으나 그 意味는 未詳)

又方 手小指二節構紋頭(手太陽小腸經) 鍼하면 其効如神하다. (左治右右治左).

二二. 病源과 및 證治槪論 (新增)

【杏坡按】=目은 司視의 竅로서 안에 있는 白球를 白睛이라 하고 白睛 안에 烏珠를 「黑睛」이라 하며 「黑睛」 안에 사람 얼굴이 비치는 것을 「瞳子」라 하는데 瞳子를 거쳐서 物影을 攝取해가지고 大腦에 傳達하면 이에 視覺이 生起게 되는 것으로서 白睛의 밖을 目胞라 하고 目胞의 上下周圍를 目弦이라 하며 弦上의 毛를 睫毛(첩모)라 하는데 모두 눈의 保護品이다. 만일 腦怒, 煙, 酒가 內에서 傷하고 風, 熱, 塵埃(진준)이 外에서 傷하면 目病이 된다. 그런데 目은 坎, 离의 精으로 竅를 肝에 通하는데 사람의 兩眼이 있는 것이 하늘의 日月이 있는 것 같다. 日, 月의 一時晦冥(일시회명)은 風, 雲, 雷, 雨의 所致이오 目의 失明은 四氣七情의 所害이다. 大槪 눈에는 五輪八廓의 名이 있어서 五臟에 分屬하였나니 五輪은 肝을 風輪이라 하는데 烏睛에, 肺를 氣輪이라 하는데 白睛에, 心을 火輪이라 하는데 內, 外眥에, 脾를 肉輪이라 하는데 上, 下胞에 腎을 水輪이라 하는데 瞳子에 屬하였으며 八廓은 水廓,

142

風廓, 天廓, 火廓, 雷廓, 山廓, 澤廓, 地廓으로서 모두 目中의
一部分이 되는 것이다. 그런데 廓이라 함은 城廓衛禦(성곽위
어)의 義로서 醫家가 血脈, 經絡의 狀況을 用驗하여 施治의
標準을 삼는 것이나 此에는 專門書에 미루기로 한다. 目病은
內障, 外障의 別이 있나니 內障은 睛內가 昏暗하여 煙霧와
같이 희미한 것이요 外障은 睛外에 無根의 暗翳(암예)가 가
린 것을 말함이니 外障은 施治하기 쉬우나 內障은 多分難治
에 屬한 것으로서 大抵虛, 實五行相克之理에 不過하나니 風
에 基因된 것이라면 驅散해야 하고 熱에 基因한 것이라면 淸
凉해야 하며 氣結은 調順, 翳障은 點退, 腫痛은 消止하여야
하나니 이것이 治療의 大法이다.

    그런데 舍岩은 「瞳子屬水, 筋之精, 靑瞳屬木, 肝之氣, 白眥
屬肺, 金之源, 內眥屬心, 火之本, 外眥屬脾胃, 土之所經, 眼窠
續三焦之開閉, 能近視而遠暗, 遠視而近昧, 陰虛分明視其部分,
陰陽盛衰可知, 不失一驗」이라 하였다.

二三. 舍岩의 經驗例

    [一] 一男子가 年六十에 눈이 부어 들러붙어서 뜨지를 못
하고 아파서 잠을 이루지 못하며 寸步를 行하지 못하는지라
大敦, 少衝, 復溜 補 太白, 太淵을 瀉하였더니 四度에 病이
나서 아픈 게 그치고 物件이 뵈더라.

    [二] 一男子가 年二十에 오른쪽 눈 검은자가 좁쌀 半粒만
큼 조그만지라 黑睛에 있는 것은 肝病이라 하겠으나 바야흐
로 外眥가 더욱 붉으므로 胃經正格을 썼더니 有效하더라.

    [三] 一婦人이 年二十餘에 累年을 上下胞와 눈 전체가 붉
어가지고 더했다 덜했다 하며 검은자위, 흰자위가 거미줄같

이 붉은지라 肝熱인줄 알므로 正格을 썼더니 낫더라.

[四] 一男子가 年近三十에 兩眼黑白睛의 四面으로 紅白絲가 번져들어가므로 肺經正格을 썼더니 無效한지라 다시 肝正格을 쓴 지 數度에 視物이 可能하며 黑白을 分辨할 수 있더라.

[五] 一女子가 年十七八에 恒常 眼疾로 苦痛하며 머리가 또한 아픈 지가 이미 三年에 두 눈이 모두 빨갛되 白睛이 尤甚(우심)하거늘 또한 胃經正格을 썼더니 病이 快差하더라.

[六] 一男子가 年二十에 雀目(밤눈 어둔 것)에 걸린 지가 三四年이라 마땅히 本方으로써 肝經을 補하여야 할 것이지만 此人이 보니 伏梁證(복량증)이 있으므로 大敦 少衝 補, 陰谷 瀉하기 四五度에 目病은 如常하나 伏梁은 낫더라. 그러면 肝, 心이 俱病하여 「目得血不能」으로 視物不明이 되었던 것인가 或 呑酸(탄산)도 있으므로 肝經正格을 썼더니 一度에 有效하고 二度에 平日과 같더라.

[七] 一男子가 年近五十에 兩眼이 짓무르고 黑睛上에 紅白翳가 번져들어가나 部分이 不分明하고 다만 內眥가 甚한 것 같으므로 心腎方을 썼더니 一度에 낫더라 그러면 「流行方」에 烏睛의 紅白翳는 肝의 實熱이라 한 것은 잘못이 아닐까 三十年이나 된 病이 단 한 번에 有效하니 風의 所傷外에는 비록 오랜 病이라도 또한 速하더라.

[八] 一男子가 壬戌年을 當하여 눈 돌임병으로 甚히 苦痛한 지가 이미 數月에 내가 보기에는 右目은 外眥가 甚赤하고 左目은 內眥가 甚赤한지라 그러면 胃經治法을 써야할 것인가? 此年의 運이 「木官犯土」임으로 胃經正格을 썼다 그러면

胃虛受邪는 平年에는 別顯證이 없다가 本經運年에 胃土가 더욱 虛하고 風氣가 更甚한 까닭으로 發한 것일 것이다.

　[九] 一男子가 壬年을 當하여 왼쪽 눈이 또한 아프고 왼쪽 귀 뒤에 白痺(백비) 같으나 淺白하고 어린애 손바닥만 하며 骨 아래에 黑刺가 많아서 만지면 조금씩 膿汁이 나는지라 胃經正格을 썼더니 一度에 모든 病이 낫더라.

第三十七章 口病門

一. 口中生瘡
　① 見證=입속이 헌 것.
　② 療法=液門 中渚 補. 承漿 勞宮 瀉.

二. 脣吻不收 (吻=입술 문)
　① 見證=입술을 잘 다물지 못하는 證.
　② 療法=頰車 三里 補.

三. 重舌
　① 見證=혀 밑창에 덧 헛바닥이 생기는 證.
　② 療法=陰谷 曲泉 補. 間使 瀉.

四. 下脣病(하진병)
　① 見證=文字 그대로 下脣(하순)에 생긴 모든 病.
　② 療法=章門 補. 太白 斜. 少府 瀉.

五. 上脣病
　① 見證=文字 그대로 上脣에 생긴 모든 病.

② 療法=中脘 三里 補. 解谿 上廉 瀉.

六. 舌裂

① 見證=文字 그대로 혓바닥이 갈라지는 것.

② 療法=液門 補. 中渚 瀉.

七. 落頷(낙암) (落下頦(낙하해)=아래턱이 脫臼(탈구)된 것)

① 見證=腎, 肺의 虛損, 元神不足, 或은 談笑忘倦으로 元氣의 接續이 不能하게 되어 아래턱이 별안간 下落하는 것.

② 療法=下關 合谷 三里 左右 補.

八. 病源 및 證治槪論 (新增)

【杏坡按】=口는 言, 食을 司한 竅로서 面部下方에 在한 것인데 口竅邊을 脣이라 하며 脣內에는 齒가 있고 齒內에는 舌이 있어서 食物이 모두 여기를 거쳐서 內에 入하여서 身體를 榮養하고 言語가 모두 여기를 거쳐서 外에 出하여 意見을 發表하게 되는 것이다. 그러나 모두 適當한 것으로써 爲主할 것이니 그렇지 않으면 害가 있어서 이른바 「病從口入, 禍從口出」하게 될 것이다. 그런데 口는 脾의 竅으로서 諸經이 多分 여기에 모였다. 大槪 五味가 입에 들어가 胃에 藏하면 脾가 爲하여 津液을 運化시켜서 五臟의 氣를 養하게 되므로 脾가 和하면 能히 五味를 알 수 있으나 만일 不和하면 모든 病이 生起게 되는데 大槪는 七情의 繁擾(번요)와 五味의 過傷으로 말미암아 되는 것이다. 其證이 瘡, 鼻의 不同이 있고 其治法이 淸熱의 俱宜가 있으나 또한 虛, 實, 瘡의 三種이 있다.

舍岩은 「口者中央黃色, 也入通於脾, 開竅於心, 是以, 脾傷爲重舌, 七情繁擾胃敗, 爲糜爛(위미란), 五味過傷, 脾熱口甘, 肺

146

熱口辛, 腎熱口鹹(신열구함), 淡和胃熱, 上唇屬胃, 下唇屬腸」
이라 하였다.

九. 舍岩의 經驗例

[一] 一男子가 口中生瘡하여 甚히 苦痛하거늘 腋門, 中渚 補 承漿, 勞宮 瀉하기 數次에 不効하므로 胃熱治法을 썼더니 有效하더라.

[二] 一男子가 年五十에 口中이 糜爛(미란)하여 飮食이 無味하고 짜고 매운 것을 가까이 못한 지가 이미 五六日이었었는데 此人은 몸 반쪽이 麻木한 지가 벌써 三十年이라 腋門 中渚 補 承漿, 勞宮 瀉하였더니 一次에 舊病은 卽 除하였으나 左邊麻木은 낳지 않고 無名指는 더욱 甚한지라 痛風이라 한다면 三焦는 根本 麻木이 없거늘 三十餘年을 麻木했으니 이 같은 痛風證이 어찌 大風인 줄을 알지 못하였는가 이것은 「氣不足而血不能配也」이므로 臨泣 中渚 補, 腋門 俠谿 瀉하여 낫도록 하였다.

[三] 一婦人이 年近八十에 左側이 깎아내는 것 같이 콩 하나 깊이로 살이 패인 지가 이미 七八朔이라 右便 腋門 補, 中渚 瀉하였더니 數次에 病이 낫더라.

第三十八章 喉證門

一. 候痺(후비)

① 見證=喉中이 막혀서 通하지 않은 것이니 흔히는 목이

붓고 얼굴이 붉으며 뺨이 붓고 甚하면 項外까지 漫腫하며 喉中에 주먹 같은 덩어리가 있어서 물 한 모금 못 넘기고 말 한 마디 못하는 것.

② 療法=腎傷인지라 經渠 補. 崑崙 腋門 中渚 瀉.

又方=然谷 鍼刺. 少商 刺出血. 其効如神.

二. 單蛾

① 見證=喉關(會厭(회염)) 한쪽에 蠶蛾(잠아), 或은 粟棗狀(율조상)의 紅腫이 生起어 疼痛한 것.

② 療法=肝傷인지라 陰谷 補. 商陽 液門 中渚 瀉.

三. 雙蛾

① 見證=喉關(會厭) 양쪽에 蠶蛾 或은 粟棗狀의 紅腫이 生起여 疼痛한 것.

② 療法=心傷인지라 大敦 液門 陽池 關衝 瀉.

喉熱=胃傷인지라 陽谷 陷谷 補. 液門 中渚 瀉.

[註] 喉熱은 風熱로 因한 喉痺를 指稱함인 듯한데 推斷키 難하므로 그대로 抄하여 後知者를 기다린다.

四. 病源과 및 證治概論 (新增)

【杏坡按】=咽은 因이니 食管의 上端 胃에 通하는 道路로서 飲食이 반드시 口를 因하여 喉에 至하면 삼켜서 胃에 들어가기 때문에 咽이라 이름한 것이며 喉는 頭項 內에 聲息, 水穀을 通하는 道路로서 舌本의 下, 食管, 氣管上에 있는데 軟骨로써 되었으며 筋肉이 있어 連하였는데 喉가 크면 소리가 크고 喉가 적으면 소리가 적다.

그런데 다시 말하면 咽은 嚥(연)이니 胃를 通하여 嚥物함이오 喉는 候이니 肺를 通하여 候氣하는 것이다. 肺, 胃二經

148

이 咽喉를 實主하는 것이나 少陰君火, 少陽相火의 脈도 또한 여기에 統絡하였다. 大槪 外襲風邪(외습풍사)와 內傷欝熱(내상울열)이 輕하면 붓고 아프며 重하면 瘡이 生하고 急하면 咽塞不通이 된다. 古方에 비록 十八種의 名이 있다 하더라도 그 原因은 모두 火에 屬하였으며 또한 虛도 있고 實도 있으니 虛한 것은 마땅히 滋補降火(자보강화) 하여야 하며 實한 것은 淸熱解毒(청열해독) 하여야 한다.

舍岩은 「喉, 胃也, 胃土過者, 腎傷, 自動相火, 腎水傷則心燥, 正怒君火, 調三焦之隱逸, 治兩火之却患, 從陰陽之昇降, 引經絡而補瀉, 小見不失, 廣聞何慮」라 하였다.

五. 舍岩의 經驗例

[一] 一男子가 一邊痛의 單蛾를 患하는지라 陰谷 補, 液門 中渚 商陽 瀉하였더니 數次에 效驗이 없거늘 다시 喉熱治法으로 陽谷 補, 液門 中渚 陷谷 瀉하였더니 神効하더라.

[二] 一男子가 喉中右邊에 單蛾 같은 것이 있어서 時時로 惡寒이 나고 삼킬 수가 없으며 말이 어눌하고 침을 흘리거늘 單蛾方으로 左邊을 治하였더니 有效하더라.

[三] 一男子가 右邊咽喉가 부어서 惡寒, 嚥艱(연간), 言訥(언눌), 流涎 等 證을 訴하여 喉熱로써 治하였더니 效驗이 없으며 甚히 痿黃하고 耳下大腸分野에 大, 小豆만큼씩한 三四個의 結核이 있고 또한 腰痛이 있다 하거늘 大腸正格을 썼더니 二次에 有效하였다. 그러면 診證에만 밝으면 或 本方外에도 奇効方이 있는 것인가.

[四] 一男子가 年近三十에 恒時 喉熱을 患하여 用藥累治하여도 效驗이 없다 하거늘 처음에 胃傷인가 疑心하여 四五次

를 治하여도 効驗이 없고 목구멍이 별로 부은 데가 없는지라 腎傷으로써 治하였더니 一度에 有效하더라.

[五] 一婦人이 年近三十에 喉中右邊이 腫痛하여 言語가 不能하며 恒時 침을 흘리고 두 눈이 紅腫한데 每年 一次式을 本證으로 數十日式 辱본다 하므로 처음에 胃傷인가 疑心하여 治하여도 一驗한지라 左邊 陰谷 補, 商陽 液門 中渚를 瀉하였더니 一次에 조금 낫고 二三次에 快差하더라. 그러면 肝候도, 或 右에 在한 수도 있나 보더라.

第三十九章 齒病門

一. 下齒痛
① 見證=文字그대로 下齒가 아픈 것.
② 療法=陰陵泉 尺澤 補. 三里 絶骨 瀉.

二. 上齒痛
① 見證=文字그대로 上齒가 아픈 것.
② 療法=通谷 內庭 補. 陽谷 解谿 瀉.

三. 風齒痛
① 見證=잇몸이 붓고 아프며 膿鼻(농비)가 있는 것.
② 療法=三里 曲池 補. 陽谷 陽谿 瀉.

四. 病源 및 證治槪論 (新增)
【杏坡按】=齒는 口齦(구은=잇몸)에 所生骨로서 힘입어 食物을 詛嚼(저작=씹는 것)하는 것인데 俗名을 牙라 하며 門牙,

虎牙, 槽牙(조아), 上下盡根牙의 別이 있고 모두 바같은 琺瑯質(법랑질=高等動物齒牙의 껍질을 構成한 物質)로 包被되었으며 中은 齒質, 內는 白堊質로 되었다. 其數는 小兒는 二十이니 乳齒라 하고 成人은 約三十二니 久齒라 한다.

그런데 다시 말하면 齒는 腎의 表, 骨의 餘로서 精氣가 完實하면 단단하고 腎이 衰하면 새가 많이 나며 熱하면 흔들리므로 腎이 實主가 되며 또 手足陽明의 絡이 上下齒縫에 纏絡(전락)되었는데 足陽明은 熱飮을 싫어하고 冷飮을 좋아하며 手陽明은 熱飮을 좋아하고 冷飮을 싫어한다. 그러므로 牙痛은 本은 濕熱에서 基因되나 標는 風冷의 所致이니 辛凉을 內服하여서 基本을 治하고 辛溫을 外用하여서 其標를 治하여야 한다.

舍岩은 「胃熱者上齒痛, 肺熱者下齒痛」이라 하여 上의 三法을 立하였다.

五. 舍岩의 經驗例 (上下齒併痛治以頭風)

[一] 一女子가 左邊上下齒가 併痛하여 如狂如醉한 지 四五日에 或坐 或起하여 어찌 할 줄 모르며 下齒가 先痛하였다 하는데 尺澤 陰陵泉 補, 三里 絶骨 瀉하였더니 數回에 諸痛이 낫더라.

[二] 一婦人이 年近四十에 上牙가 虫齒로 해서 바스라지며 때로 腹痛이 있어 神氣가 不平한지라 덜 아픈 쪽 通谷 內庭 補, 陽谷 解谿 瀉하였더니 一日에 半減하고 二日에 完差하더라. 그러면 腹痛도 또한 胃熱이 있는 것일까? 알 수 있는 것만을 治하였는데 其餘는 不期自効한 것이다.

第四十章 鼻痛門

一. 鼻塞
① 見證=文字 그대로 코가 막힌 것.

② 療法=肺寒인지라 太白 太淵 補. 少府 魚際 瀉.

二. 鼻血
① 見證=코피 나는 것.

② 療法=胃熱인지라 前谷 內庭 補. 少海 三里 瀉.

三. 鼻衄(비뉵)
① 見證=濁涕에 피(血)가 섞여 나오는 것.

② 療法=脾傷인지라 少府 大都 補. 大敦 隱白 瀉.

四. 鼻痔(비치)
① 見證=코속에서 대추씨 같은 군살이 생겨서 콧구멍을 막는 것.

② 療法=經渠 復溜 補. 太白 太谿 瀉.

五. 鼻涕(비체, 蓄膿證)
① 見證=코에서 콧물이 흐르는 것. 卽 鼻淵

② 療法=臨泣 陷谷 補. 解谿 陰谷 瀉.

六. 病源과 및 證治槪論 (新增)
【杏坡按】=鼻는 司臭의 竅으로서 脣上에 隆起하였으며 其內部는 筋肉과 및 輭, 硬 二骨로 되었는데 左右에 二孔이 있고 孔內에는 黏膜(점막)도 있으며 毫毛(호모)도 있나니 大凡 物質의 氣가 空氣로 말미암아 여기에 傳達되면 香臭를 識別할 수 있고 呼吸이 더욱 依賴하게 된다.

다시 말하면 鼻는 肺의 竅로서 神氣가 出入하는 門戶인데

肺가 和하면 能히 五臭를 分別하고 不和하면 諸證이 生起는 것이다. 大概 內事七情과 外感六淫은 鼻氣가 不宜하여 淸道를 壅塞(옹새)하는 때문이니 治療法式은 마땅히 寒하면 溫하게 하고 熱하면 淸하게 하며 塞者는 通, 壅者(옹자)는 散하게 하는 것이 그의 常法이며 心血이 虧(휴)하고 腎水가 少해서 病이 오래 낫지 않는 者는 마땅히 養血補腎하여야 하나니 이 것이 그의 治이다.

그런데 舍岩은 「鼻者, 屬之金方也, 白色, 入通於肺, 寒氣 開竅於鼻也, 又曰肺之爲臟, 其位高, 其體脆(기체취), 其性惡寒, 是故, 好色者, 生瘡, 嗜酒者(기주자), 準齄(준사), 得熱愈紅, 得寒多黑, 風寒者鼻寒, 胃熱者淵深」이라 하여 上의 諸法을 立하였다.

七. 舍岩의 經驗例

[一] 一老人이 年六十에 鼻一邊에서 出血不禁의 五六次요 밤에도 또한 그러하여 이 같은 지 數三日에 顔色이 痿黃하고 이미 나온 피가 한 동이가 넘는다 하므로 前谷, 內庭 補 少海 三里 瀉하였더니 一日에 半減하고 二日에 快差하더라. 一邊의 鼻血이므로 한쪽만 治하였다.

[二] 一男子가 年二十에 코가 막힌 지가 이미 十餘年인데 들건대 紅疫 後에 觸風으로 해서 作한 것이라 하므로 肺經正格을 썼더니 一度에 낫더라.

[三] 一人이 準齄(준사)로 코가 빨갛거늘 太白 太淵 補, 大敦 隱白 瀉하였더니 二度에 낫더라. 이 사람이 近來 술을 못 먹거늘 酒痰方을 써서 낫고 嗜酒者의 準齄는 이걸로써 미룬다면 絶倒한 일이다.

第四十一章 血證門

一. 吐血

① 見證=嘔血과 같이 꿀꺽 소리를 내지 않고 純血을 吐出하는 것이나 곧 엉기지 않는 胃出血이다.

② 療法=肝驚인지라 陰谷 補. 中封 瀉. 三里 迎.

二. 損血

① 見證=外部에 損傷을 받아 出血이 過多한 證.

② 療法=陰谷 曲泉 補. 絶骨 迎.

三. 瘀血

① 見證=非衛生的 血液이 凝滯不行(응체불행)하여 된 病으로서 下의 諸證이 있다. ① 上部蓄血=甚한 煩燥(번조)를 訴하나 물을 먹으려 들지 않으며 ② 下部蓄血=譫語(섬어)가 많아서 미친 사람 같으며 發黃, 舌黑, 小腹憫(소복민), 小便長, 大便黑證을 訴하며 脈이 沈, 實하다.

② 療法=太白 太淵 補. 曲池 瀉.

四. 咳血

① 見證=소리는 있으나 痰은 없고 피(血)가 나오는 것.

② 療法=肺傷인지라 太白 太淵 補. 曲池 瀉.

五. 病源과 및 證治槪論 (新增)

【杏坡按】=血은「靈樞決氣篇」에 이른바「中焦受氣取汁, 變化而赤, 是謂血」이라 한 것이 그것으로서 人體流質의 一種이며 經脈中에 灌注(관주)하여 身體 各部를 榮養하고 또한 癈物의 液體를 排泄함에 따라 可能하다. 그 빛이 鮮紅하고 或은 暗赤하며 水에 比하여 濃重(농중)하고 臭氣(취기)가 있으

며 맛(味)이 짜고 本性이 엉기기를 잘하며 血管과 및 心臟中에 있는 것은 全身에 主流하므로 血液循環이라 하는데 其 成分은 赤血球, 白血球와 및 血漿으로 成立되었다. 다시 말하면 血液은 水穀精微의 所化로서 脾에서 生하고 心에서 息하며 肝에 藏하고 肺에 布하며 腎에 施하여 가지고 氣를 따라 運行하며 一身에 周流하게되므로 經絡, 臟腑, 耳目, 手足이 모두 이것을 힘입어 運用하게 된다. 그러나 陰에 主하므로 運함이 不宜하니 動하면 病이 되며 損함이 不宜하니 孫하면 病이 된다. 그 動은 多分火盛에 基因하며 그 損은 多分氣傷에 基因하는데 其證은 上이라면 七竅에 見하고 下라면 二陰에 出한다. 經絡에 壅瘀(옹어)하면 癰疽(옹저)가 되고 膿血이 腸胃에 簪結하면 留하여 血瘕(혈하) 血塊(혈괴)가 되며 風熱이 乘하면 斑과 疹이 되고 陰寒에 滯하면 痛과 庫가 되는데 病의 來勢가 낮에는 輕하고 밤에는 重하다. 婦人의 經閉, 崩中이 大槪는 안으로 七情의 過度와, 밖으로 四氣의 不齊에 基因하여 升, 降이 宜를 失하여 錯經妄行(착격망행)의 召致이다.

　治의 大要는 內傷이라면 滋補함이 妥當하고 外感이라면 淸凉이 適宜하다. 그러나 先腎의 이른바 「保全脾胃之說」은 이것이 治本의 義이니 醫 된 者 不可不이라야 될 것이다.

　그런데 舍岩은 「內則血, 外則汗, 汗血安行, 其脈堅强, 汗血如運於其間, 經絡併行於不悖(경락병행어불패), 循環無端, 或太過而陽實, 周流不息, 或不及而陰弱, 知其百端, 以此, 補而無瀉, 溫而不凉」이라 하였다.

六. 舍岩의 經驗例

[一] 一男子가 醉中에 무거운 짐을 싣다가 안고 넘어져서 가슴을 傷한지라 太白 太淵 補, 曲池 瀉하였더니 數度에 낫더라.

[二] 一人이 불두덩이를 차여서 허리를 펴지 못하고 앉기도 또한 不便한지라 腎經正格을 썼더니 數度에 病이 낫더라.

[三] 一男子가 年近七十餘에 잘못 오른손이 骨折되었으나 血氣가 衰弱하여 亂鍼이 不可한지라 나무를 깎아대여 졸라매고 太白 太淵 補, 曲池 瀉하였더니 一度에 낫더라.

第四十二章 痔病門

一. 痔疾(치질=똥구멍에 생기는 病)

① 見證=肛門(홍문) 內外四旁에 쥐젖 같은 것이 生起어서 먼저는 가렵고 뒤에는 아픈 중.

② 療法=三里 曲池 補. 陽谷 陽谿 瀉.

又方=通谷 瀉.

又方=腰眼穴 (上虛勞門 第 面參考條參照)을 亥日亥時에 下鍼(見前虛損門).

二. 病源과 및 證治槪論 (新增)

【杏坡按】=肛門 周邊內外에 瘡이 생겨서 '쥐젖' 같이 내민 것(成瘻不破(성루불파))을 痔라, 터져서(潰(궤)) 膿血이 나오는 것을 瘻(루)라 하나니 痔가 輕하면 瘻가 重하고 痔가 實

156

하면 瘻가 虛한 것이 通例이다. 그런데 大概는 酒色을 過히 하고 甘肥를 좋아하므로 해서 熱毒, 또는 憤欝(분울)의 氣를 蘊積(온적)한 까닭인데 或은 肛門 內에 藏在하고 或은 肛門 外에 露出하여 있기도 하다. 그의 治療法式은 마땅히 在外한 것이라면 點之하고, 洗之하고 在內한 것이라면 袪風除濕, 淸熱解毒하여야 하나 始初라면 養血燥濕, 오랜 것이라면 澁竅殺蟲(삽규살충)과 함께 溫散하여야 한다.

그런데 舍岩은 「素門生氣通天論」에 말한 「因而飽食, 筋脈橫解, 腸癖爲痔(장벽위치)」를 引用하고 繼續하여 다시 「脾胃倉廩之司(창름지사), 五味出, 大腸 傳導之官, 變化生」이라 하여 上의 諸法을 施하였다.

第二講 準備篇

第一章 舍岩訣의 神秘와 및 그의 靈效
(新增)

　上述譯者緒言에서 略述한 바와 같이 本書의 原著者 舍岩道
人은 그의 尊姓大名을 밝힌 바 없고 그저 道號를 舍岩이라
하였을 뿐인데 石窟 속에서 得道한 까닭이라 하며 俗姓의 發
表를 忌하는 것이 古來僧侶의 本質이고 보니 推考할 必要性
을 느끼지 않는다. 그런데 未確認이지마는 此書 發刊을 預告
한 即後 믿을만한 江原道 一老醫의 傳하는 바에 의하면 舍岩
道人은 別人이 아니라 俗名延學으로 距今 四百十數年 前인
壬亂當時에 僧兵을 指揮하여 많은 戰功을 세우고 軍使로 日
本에 건너가 여러 가지 異蹟을 나타내어 倭人의 肝膽을 서늘
하게 한 저 有名한 四溟堂 松雲大師의 首弟子라 한다.

　그의 事實與否는 別問題로 하고 此書가 奇書에 屬한 것만
은 틀림없는 것이라 하겠다. 그것은 그 立法의 精神이 鍼道
原來의 傳統的學說인 難經六十九難의 「虛則補其母」 原則에
다시 「抑其官」의 醫學萬古不刊의 秘密을 公開하여 이른바 一
鍼中穴에 應手而起의 特效를 나타내는 것으로서이다. 그의
手法의 一例로는 傷寒一日에 膀胱經이 受한 病에 大腸經金穴
인 商陽을 補하는 것은 補其母의 原則이라 하겠으나 다시 胃
經土穴인 三里를 瀉하는 것은 前人末發인 抑其官의 秘法이라
아니 할 수 없으며 一鍼 即 愈에 靈效가 있는 거와 같다. 그
리고 何經을 莫論하고 瀉하려면 瀉其子의 原則을 補其官의
秘法으로 換用하는 것이 그의 特長이라 할 것이며 또 그 二

例로는 俗稱 백낙이라 하는 白癜疹風과 龜胸, 背 等 證은 不治의 惡疾인 것을 世人이 共知하는 바인데 肺正格으로 二三個月이면 完治되는 神秘方이 있는 것이다.

第二章 補瀉란 무엇인가

鍼灸는 補瀉의 術이며 補瀉는 鍼灸인 簡單한 道具를 精巧하게 利用하는 것으로서 補라는 것은 與하는 것, 益하는 것, 加하는 것, 救하는 것, 濟하는 것, 實하게 하는 것, 興起生長하게 하는 것이요 瀉라는 것은 奪하는 것, 減하는 것, 剋하는 것, 抑하는 것, 殺하는 것, 減衰收藏하는 것이니 湯液에 汗, 吐, 下는 瀉에 屬하고 和, 養은 補에 屬했다. 瀉는 虛하게 하는 것이요 補는 實하게 하는 것이니 現代醫學의 强心劑의 投藥, 滋血藥, 營養劑, 與蓄藥 等은 補로 瀉血切開, 切除, 內臟外科는 瀉로 看做하는 것이 좋을 것이니 다시 말하면 補瀉는 結局 如減인 것이다.

補=라는 것은 細胞組織이 自然으로 가지고 있는 生命力의 積極的 自我顯現化를 目的으로 하는 것으로서 좀 더 仔細히 말한다면 病氣를 回復하기 爲하여 主役으로 活動하는 三焦의 元氣를 强하게 해주는 手技이요 三焦의 元氣라는 것은 腎中에 있는 先天의 元氣가 後天的 榮食分인 榮衛 中에 入하는 것으로서 全身에 循環하여 生命力을 與하는 힘인 것이며 生命力이라는 것은 生活體로서의 가장 根本的의 힘으로서 이것이 外的으로 活動할 때에는 生活體에 對하여 環境에 順應하며 또는 惡條件을 排除하고 食物을 同化하며 또 內的으로는 代償作用, 再生機能, 免疫作用, 止血作用, 榮養蓄積 等의 自然治癒力으로서의 活動하기도 하나니 補는 此의 力 卽 三焦의 元氣의 力을 强하게 해주는 것인데 鍼을 施함에 依해서 此力을 높게 해주는 것이며 따라서 病에 對해서도 抵抗力을 强하게 해주어서 治癒의 轉機를 與하는 것이다.

瀉=라는 것은 細胞組織의 生命力이 自我顯現化 遂行에 障害가 되는 機構를 解消시키는 手技로서 邪(瘀血, 惡血液, 自家中毒, 異物, 欝積, 旺氣)의 勢力을 減衰收藏해서 邪氣를 排除하는 것이니 抑人間의 全生機를 興起하고 元氣를 興起하고 病的인 것을 減衰하게 해서 健康體가 되게 하는 것이다.

그런데 補, 瀉의 眼目이 되는 것은 무엇인가 하면 虛와 實일 것이다. 虛라는 것은 正氣, 元氣 卽 三焦의 元氣가 弱한 것이요 實이라는 것은 邪氣 卽 病邪가 實한 것인데 邪에는 風, 寒, 署, 濕과 如한 外邪도 있고 喜, 怒, 憂, 思, 悲, 恐, 驚 等과 如한 精神上不攝生도 있어서 此等의 邪가 原因이 되어 病을 起하는 수도 있다. 瀉는 此等의 邪를 除去해서 生活環境을 優良하게 하여 病을 治하는 것인데 또 此等 邪氣 以外에 旺氣에 依하여 實한 것을 瀉하는 것도 있나니 旺氣라는 것은 邪氣實의 對稱語로서 陰, 虛하면 陽이 反對 實하게 되어 邪氣가 없더라도 一方이 虛해지므로 正氣가 平衡을 잃어서 一方獨實의 境遇가 있나니 例하면 肺金이 虛해지면 肝木이 所制를 잃어서 혼자 實해지는 거와 같다. 此實은 外邪, 內邪와는 달라서 多小經格의 變動만을 일으키게 되므로 生理的

均衡을 잃어버리는 病證을 呈하게 되나니 이른바 承制의 原則이 그것으로서 此를 旺氣實이라 하여 邪氣實과 同樣으로 瀉하여야 하나니 舍岩立方의 精神이 多分此原則에 있는 것이다. 그 手法의 秘訣을 下節에 追次 說明하기로 한다.

第三章 補瀉의 方法

補瀉의 意義는 大略 前述한 바와 같으나 그 方法만은 種種狀이 있어 古典鍼灸典籍에 依하면 ① 內經補瀉 ② 難經補瀉 ③ 神應經補瀉 ④ 南豊李氏補瀉 ⑤ 四明高氏補瀉 ⑥ 三衢陽氏補瀉 等等이 있으나 近代人들은 此를 手法으로 分類하여 ① 呼吸補瀉 ② 迎隨補瀉 ③ 提按, 開闔補瀉 ④ 彈瓜補瀉 ⑤ 出內補瀉 ⑥ 鍼의 大小, 溫寒 ⑦ 搖動補瀉 ⑧ 寒熱補瀉等法을 用하고 있으나 舍岩은 下의 (一) 手法補瀉와 (二) 呼吸補瀉, (三) 迎隨補瀉를 專用하였으므로 此를 抄出하여 둔다.

一. 手法補瀉(舍岩原訣)

	午前	午後
左手陽經 右手陰經	大指進前爲相(엄지손가락을 앞으로 미는 것)	大指退後爲補(엄지손가락을 뒤로 잡아당기는 것)
右足陽經 左足陰經	大指退後爲瀉(엄지손가락을 뒤로 잡아당기는 것)	大指進前爲瀉(엄지손가락을 앞으로 미는 것)

大指進前圖

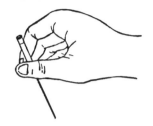

大指退後圖

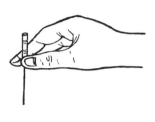

	午前	午後
左手陰經 右手陽經	大指退後爲補(엄지손가락을 뒤로 잡아당기는 것)	大指進前爲補(엄지손가락을 앞으로 미는 것)
右足陰經 左足陽經	大指進前爲瀉(엄지손가락을 앞으로 미는 것)	大指退後爲瀉(엄지손가락을 뒤로 잡아당기는 것)

(女子는 이와 반대다)

二. 呼吸補瀉

呼吸出入法이라고도 하는데 患者의 呼吸에 맞추어서 鍼의 刺入과 拔鍼하는 方法으로서 補法=時에는 숨을 내쉴 적(呼氣)에 刺入하고 숨을 들이쉴 적(吸氣)에 拔鍼하는 것.

瀉法=時에는 이와 反對로 吸時에 刺入하고 瀉時에 拔瀉하는 것이다.

三. 迎隨補瀉

「瀉者迎之, 補者隨之, 知迎之隨, 氣可令和」라 한 靈樞終始篇에 依하여 行하는 補瀉의 一種으로서 刺入方向을 相異하게 하는 것인데 補法은 鍼을 經의 循行方向에 따라 刺入하는 것

으로서 例하면 足의 胃經에 補法을 行하기 위하여 三里穴에 刺入하려면 胃經은 腹으로부터 下하여 足先을 行해서 走向한 것이므로 此經氣의 流함을 따라 上으로부터 下方에 鍼先을 斜向刺入하는 것이요 瀉法은 此의 反對로 下로부터 上에 向하여 刺入하는 것이니 即 經氣의 流함에 逆하여 刺入하는 것인데 此를 隨入救之·迎而奪之라 한다. (下節 十二經補瀉迎隨寒熱秘訣當該條參照)

第四章 舍岩補瀉 寒熱迎隨秘訣

附 各經 起始 및 終止部

相對的 相克, 勝復關係에서 補虛, 瀉實과 및 寒熱에 對한 穴選定法 또는 迎隨에 對한 解明

第一節 在前經絡

第一項 手太陰肺(辛)陰金經

一. [本經의 起始와 및 終止部(新增)]＝中焦의 部인 胃의 中脘穴所에서 始作해가지고 내려가서 大腸을 얽은(絡) 다음에 反轉上行하여 胃의 上口, 橫膈膜을 뚫고 肺에 올라가서는 (止處에 所屬되고 있는 肺의 氣와 會集) 다시 上行해서 左右로 相離하여 腋下에 와서는 上膊前膊의 前面을 거쳐서 拇指端의 少商穴에서 그쳤다.

그의 支脈은 列缺穴에서 分離하여가지고 示指端商陽穴에 至하여 大腸經의 起始點과 交叉하였다.

詩曰=手太陰肺中焦起, 下絡大腸胃口行 上膈(명치격)屬肺從 肺系 橫從腋下臑(팔꿈치 노) 內縈(얽을 영) 前于心與心包脈 下肘(팔뚝 주) 循臂(팔뚝 비) 骨上廉 遂入寸口上魚際 大指內 側瓜甲根 支絡還從腕(팔뚝 완)後出 接次指交陽明經(本文은 注 訒菴(주인암)의 十二經脈歌로서 誦習의 便을 圖하기 爲하여 原文 그대로 抄出해둔다)

[讀者에게 알려드리는 말씀]=經絡起, 止의 解說은 湯藥, 鍼灸를 勿論하고 醫學을 硏究하는 者에게는 金科玉條가 되는 것으로서 本文은 全部 內經原理原則에 依據 作成한 것이므로 그 參考圖 또한 이에 어긋난 것이면 不可합니다.

[甲] 補及瀉

(가) 補하려면=① 太白 ② 太淵을 補하고 ③ 少府 ④ 魚際 를 瀉한다.

註=① 太白은 足太陰脾 己陰土經의 土(兪)穴이오 ② 太淵 은 肺自經의 土(兪)穴이며 少府는 手少陰心火經의 火(滎)穴이 오 ③ 魚際는 肺自經의 火(滎)穴이다.

[參考] 補함에는 卯時를 擇한다.

(나) 瀉하려면=① 少府 ② 魚際를 補하고 ③ 陰谷 ④ 尺澤 을 瀉한다.

註=① 少府는 心陰火經의 火(滎)穴이오 ② 魚際는 肺自經 의 火(滎)穴이며 ③ 陰谷은 腎陰水經의 水(合)穴이며 ④ 尺澤

166

은 肺自經의 水(合)穴이다.

[參考] 瀉함에는 寅時를 擇한다.

[乙] 寒及熱

(가) 寒한 境遇=① 少府 ② 魚際를 補하고 ③ 尺澤 ④ 陰谷을 瀉한다.

(나) 熱한 境遇=① 尺澤 ② 陰谷을 補하고 ③ 太白 ④ 太淵을 瀉한다.

[丙] 迎及隨

(가) 迎하려면=鍼尖을 上向하여 斜刺한다.

(나) 隨하려면=鍼尖을 下向하여 斜刺한다.

第二項 手陽明大腸(庚)陽金經

一. [本經의 起始와 및 終止部(新增)]=示指端 商陽穴에서 起하여 第一掌骨 第二掌骨의 基底部인 合谷穴을 지나서 前膊의 外側을 上行해가지고 肘關節部에 있는 曲池穴을 거쳐서 다시 上膊을 上行하여 臂臑穴(비노혈) 있는 데서 三焦經의 臑會穴과 交叉된 後에 上行해서 脊(척)의 督脈에 屬한 大椎穴에 와서는 前面에 歸하여 胃經缺盆穴과 交叉되고 거기서부터 내려가서 肺를 얽고난 다음에 臍의 兩傍인 天樞穴의 分에서 大腸에 屬會集合하였다.

支脈은 缺盆으로부터 分離하여 頸, 頰을 通해서 下齒 齒齦에 入하고 나와서는 입을 둘러서 鼻와 唇의 中央 人中穴의 左右로부터 來한 經脈과 交叉하고 鼻口를 挾하고 迎香穴에 그쳤다. 여기서부터 胃經의 起始部가 된다.

詩曰=手陽明經大腸脈, 次指內側起商陽 循指上廉出合谷 兩

167

骨兩筋中間行 循臂入肘行臑外 肩髃(어깨죽지뼈 우) 前廉柱骨
傍 會此下入缺盆內 絡肺下膈屬大腸 支從缺盆上入頸斜實兩頰
(빰 협)下齒當 挾口人中交左右 上挾鼻孔盡迎香

[甲] 補及瀉

(가) 補하려면=① 三里 ② 曲池를 補하고 ③ 陽谷 ④ 陽谿
를 瀉한다.

註=① 三里는 足陽明胃戊土經의 土(合)穴이오 ② 曲池는
自經의 土(合)穴이며 ③ 陽谷은 手太陽小腸陽火經의 火(經)穴
이오 ④ 陽谿는 自經의 火(經)穴이다.

[參考] 補함에는 辰時를 擇한다.

(나) 瀉하려면=① 陽谷 ② 陽谿를 補하고 ③ 通谷 ④ 二間
을 瀉한다.

註=③ 通谷은 足太陽膀胱壬陽水經의 水(滎)穴이오 ④ 二間
은 自經의 水(滎)穴이다.

[參考] 瀉함에는 卯時를 擇한다.

[乙] 寒及熱

(가) 寒한 境遇=① 陽谷 ② 解谿를 補하고 ③ 二間 ④ 通
谷을 瀉한다.

(나) 熱한 境遇=① 二間 ② 通谷을 補하고 ③ 陽谷 ④ 解
谿를 瀉한다.

第三項 足陽明胃(戊)陽土經

一. [本經의 起始와 및 終止部(新增)]=大腸經의 終點인 迎
香穴이 있는데서 起해가지고 鼻莖에 올라가 그 上端山根이라
부르는 데에서 左右로 交叉된 다음에 分離해서 膀胱經의 睛

明穴, 눈의 內背가 있는 데를 通해가지고 目의 直下七分의 承泣穴에 와서는 鼻의 外側을 내려가 上齒中에 入하였다. 그리고 다시 나와서는 입술(唇)을 삥 돌아서 下唇의 아래 承漿穴에서 交叉된 다음에 거기서 내려와서는 頤의 下邊을 둘러 上行하여가지고 頤前에 至하여 觀骨弓을 숨어들어 髮際에 와서는 膽經의 客主人, 懸釐(현리), 頷厭穴 顳顬部(섭로부)로 올라가서 髮際(발제)를 中心으로 向하여 꾸부러져 가지고 額의 上方의 本神(膽經), 神庭穴(督脈)에서 그쳤다.

그 支脈은 頤(이)로부터 갈라져서 喉頭를 거쳐 缺盆穴에 와가지고 乳線과 胸骨과의 間을 下行해서 胃에 屬會하고 脾를 얽었다.

그 直行한 것은 缺盆으로부터 眞直하게 乳를 行하여 내려가서 다시 腹部에 와서 氣衝穴과 交叉했는데 胃의 下口로부터 支脈이 出하여 이것이 腹의 內部를 내려온 것과 本經의 氣衝穴에 온 것이 여기에서 합쳤다. 本經은 氣衝穴로부터 大腿前外側을 거쳐 膝盖骨(슬개골)에 내려와서 下腿前外側을 通해가지고 足跗로 내려와서 足의 第二指瓜甲根部의 外側에서 그쳤다.

다시 支脈에는 두 줄거리가 있나니 三里穴로부터 出하여 末端에 來한 것과 衝陽穴로부터 갈라져서 第一指와 第二指間에 있는 行間穴에 와서 第一指의 根底로부터 脾經에서 發端된 隱白穴에 온 것이다.

詩曰=足陽明胃鼻頞(코줄기 알)起 下循鼻外入 上齒 環唇挾口交承漿 耳後人迎頰 單裏 耳前髮際至頟顱(머리골 로) 支循喉嚨(목구멍 롱)缺盆入 下膈屬絡脾宮 直者下乳挾臍中支起胃

169

口循腹裏 下行直合氣街逢 遂由脾關下膝臏(무릎뼈 빈) 循脛(정강이 경) 足跗(발등 부) 中指通 支從中指入大指 厲兌之穴經盡矣

[甲] 補及瀉

(가) 補하려면=① 陽谷 ② 解谿를 補하고 ③ 臨泣 ④ 陷谷을 瀉한다.

註=① 陽谷은 手陽明大腸內陽火經의 火(經)穴이오 ② 解谿는 胃自經의 火(經)穴이며 ③ 臨泣은 足少陽膽甲陽木經의 木(兪)穴이오 ④ 陷谷은 胃自經의 木(兪)穴이다.

[參考] 補함에는 巳時를 擇한다.

(나) 瀉하려면=① 臨泣 ② 陷谷을 補하고 ③ 商陽 ④ 厲兌를 瀉한다.

註=商陽은 大腸金經의 金(井)穴이오 厲兌는 胃自經의 金(井)穴이다.

[參考] 瀉함에는 辰時를 擇한다.

[乙] 寒及熱

(가) 寒한 境遇=① 解谿 ② 陽谷을 補하고 ③ 內庭 ④ 通谷을 瀉한다.

(나) 熱한 境遇=① 內庭 ② 通谷을 補하고 ③ 三里 ④ 委中을 瀉한다.

[丙] 迎及隨

(가) 迎하려면=上向하여 斜刺한다.

(나) 隨하려면=下向하여 斜刺한다.

170

第四項 足太陰脾(己)陰土經

一. [本經의 起始와 및 終止部(新增)]=脾經은 胃經과 脾經을 連絡한 支脈인 足陽明胃經의 衝陽穴로부터 第一足指(足拇指)의 瓜甲根部의 內方에 來한 隱白穴에서 始作되었다. 여기서 內踝上三寸의 三陰交로부터 膝內側을 通해가지고 大腿內側에 올라와서 腹에 入하였다. 此間에 經過는 衝門, 府舍穴, 다음은 任脈의 中極, 關元穴에 行하였다. 그리고 腹結大橫穴과 다시 正中의 下脘 또 돌이켜서 腹哀穴, 膽經의 日月穴, 肝經의 期門穴로 올라와가지고 여기서부터 任脈을 따라 上脘, 中腕에 下行하여 脾에 屬會하고 또 胃를 絡繞(락요)한 다음에 經脈은 다시 上行해가지고 腹哀穴의 所에서 胸部에 上하여 乳腺의 外方三寸位를 上行해서 周榮穴에 와닿고 또 降하여 腋下六寸 大包穴에와 그쳤으나 其內在脈은 다시 反側上行하여 氣管과 舌下에 와서 헤어져(散)버렸다.

支脈은 腹哀穴로부터 갈라져서 脾經에 至하기 直前에 上行하여 胸部心臟의 所에 至하여 끝이 나니 이로부터 少陰心經의 起始點에 交叉된 것이다.

詩曰=太陰脾起足大指 循指內側白肉際 過核骨後內踝(복사뼈과)前 上腨(장단지 천) 循脛膝股(다리 고)裏 股內前廉入腹中 屬脾絡胃上膈通 挾咽連舌散舌下 支者從胃注心宮.

[甲] 補及瀉

(가) 補하려면=① 少府 ② 大都를 補하고 ③ 大敦 ④ 隱白을 瀉한다.

註=① 少府는 心火經의 火(榮)穴이요 ② 大都는 脾自經의 火(榮)穴이며 ③ 大敦은 足厥陰肝乙木經의 木(井)穴이오 ④

隱白은 脾自經의 木(井)穴이다.

[參考] 補함에는 巳時를 擇한다.

(나) 瀉하려면=① 大敦 ② 隱白을 補하고 ③ 經渠 ④ 商丘를 瀉한다.

註=經渠는 肺金經의 金(經)穴이오 商丘는 脾自經의 金(經)穴이다.

[參考] 瀉함에는 辰時를 擇한다.

[乙] 寒及熱

(가) 寒한 境遇=① 大都 ② 少府를 補하고 ③ 陰陵泉 ④ 陰谷을 瀉한다.

(나) 熱한 境遇=① 陰陵泉 ② 陰谷을 補하고 ③ 太白 ④ 太谿를 瀉한다.

[丙] 迎及髓

(가) 迎하려면=下向하여 斜刺한다.

(나) 隨하려면=上向하여 斜刺한다.

第二節 在後經絡

第一項 手少陰心(丁)陰火經

一. [本經의 起始와 및 終止部(新增)]=心經은 脾經의 支脈인 위로부터 心臟이 닿는 데서 起해가지고 조금 올라가서 요새 말로 肺動脈의 相當한 處所에서 또 내려와 臍上二寸 下脘 部分에서 小腸을 絡하였다. 그 支脈은 肺動脈(心系라고 말한)의 相當한 處所에서 갈려가지고 올라가서 咽喉를 끼고 上行하여 目系에 至하였다.

本經은 心系라고 부르는 部分에서 肺臟의 分에 至해가지고 나와서 腋下를 끼고 極泉穴에 와서는 이로부터 經穴의 始作이 되었는데 上膊, 前膊의 內側, 小指側을 끼고 내려가 小指 瓜甲의 根部火衝穴에 至하여 그쳤다.

詩曰=手少陰心起心經 下膈直絡小腸承 支者挾咽繫同系 直者心系上肺騰 下腋循臑後廉出 厥陰心主之後行 下肘循臂抵掌後 鋭骨之端小指停.

[甲] 補及瀉

(가) 보하려면=① 大敦 ② 少衝을 補하고 ③ 陰谷 ④ 少海를 瀉한다.

註=① 大敦은 足厥陰肝經의 木(井)穴이오 ② 少衝은 心自經의 木(井)穴이며 ③ 陰谷은 足少陰腎經의 水(合)穴이오 ④ 少海는 心自經의 水(合)穴이다.

[參考] 補하려면 未時를 擇하여야 한다.

(나) 瀉하려면=① 陰谷 ② 少海를 補하고 ③ 太白 ④ 神門을 瀉한다.

註=① 太白은 足太陰脾土經의 土(兪)穴이오 神門은 心自經의 土(兪)穴이다.

[參考] 瀉하려면 午時를 擇하여야 한다..

[乙] 寒及熱

(가) 寒한 境遇=① 少府 ② 然谷을 補하고 ③ 少海 ④ 陰谷을 瀉한다.

(나) 熱한 境遇=① 少海 ② 陰谷을 補하고 ③ 少府 ④ 然谷을 瀉한다.

[丙] 迎及隨

(가) 迎하려면=上向斜刺한다.

(나) 隨하려면=下向斜刺한다.

第二項 手太陽小腸(丙)陽火經

一. [本經의 起始와 및 終止部(新增)]=小腸經은 手五指外側 端의 少澤穴에서 起하여가지고 脊面尺側(尺脈있는 데)를 올라가 前膊上膊에 上行하여 肩胛骨에 올라갔다. 그리고 肩胛棘(견갑극)으로부터 任脈의 大椎穴에서 다른 陽經의 脈들과 合친 다음에 꾸부러져서 前面으로 行進하여 胃經缺盆穴에 와서 닿는데 이로부터 膻中穴(단중혈)의 分에서 心臟을 얽고는 食道를 따라서 胃에 내려가지고 臍上二寸 下脘穴의 處에서 小腸에 屬會하였다.

그 支脈은 缺盆穴로부터 頸(경)을 따라 頰(협)에 올라가서 눈의 銳眥(예자)인 瞳子髎(동자료)에서 구부러져가지고 耳中에 入하였으며 그의 支脈은 顴骨의 最下部分 顴窌穴(권교혈)의 處所로부터 눈의 內眥에 그쳤다.

詩曰=手太陽經小腸脈은 小指之端起少澤 循手上腕出踝中 上臂骨出肘內側 兩筋之間臑後廉 出肩解而繞(둘릴 요) 肩胛(어깨 죽지 갑)交肩之下入缺盆 直絡心中循嗌(목구멍 익)咽下膈抵胃 屬小腸 支從缺盆上頸頰 至目銳眥(눈가 자)入耳中 支者別頰復 上䪼(콧마루 절) 抵鼻至於目內眥 絡顴(광대뼈 권)交足太陽接

[甲] 補及瀉

(가) 補하려면=① 臨泣 ② 後谿를 補하고 ③ 通谷 ④ 前谷을 瀉한다.

註=① 臨泣은 足少陽膽木經의 木(俞)穴이요 ② 後谿는 小

腸目經의 木(兪)穴이며 ③ 通谷은 足太陽膀胱壬陽水經의 水(滎)穴이오 ④ 前谷은 小腸自經의 水(滎)穴이다.

[參考] 補하려면 申時를 擇하여야 한다.

(나) 瀉하려면=① 通谷 ② 前谷을 補하고 ③ 三里 ④ 小海를 瀉한다.

註=三里는 足陽明胃戊陽土經의 土(合)穴이오, 小海는 小腸自經의 土(合)穴이다.

[參考] 瀉하려면 未時를 擇하여야 한다..

[乙] 寒及熱

(가) 寒한 境遇=① 陽谷 ② 崑崙을 補하고 ③ 前谷 ④ 通谷을 瀉한다.

(나) 熱한 境遇=① 前谷 ② 通谷을 補하고 ③ 小海 ④ 三里를 瀉한다.

[丙] 迎及隨

(가) 迎하려면=下向斜刺한다.

(나) 隨하려면=上向斜刺한다.

第三項 足太陽膀胱(壬)陽水經

一. [本經의 起始와 및 終止部(新增)]=膀胱經은 小腸經의 支脈으로서 目內眥 睛明穴에 至하는 處所에서 始作해가지고 여기서부터 眞直하게 올라와서 髮際에 至하여서는 任脈經인 神庭穴에서 左右脈이 서로 交叉하고 曲差穴을 떠나 通天穴에 와서는 또 任脈의 百會穴에서 交叉한 다음 다시 腦에 移入하여 此를 絡繞한 後에 나와서는 項으로 내려왔다.

그 支脈은 百會穴을 떠나 耳의 上角에 내려가고 本經은 頸

으로부터 脊의 兩方을 내려와 各臟腑의 兪穴 (例하면 肝兪, 膽兪 等과 如한 것)을 거쳐서 腰中에 入하여 腎을 絡하고 膀胱에 屬會하였으며, 그 支脈은 腰中으로부터 내려가 臀部(둔부)를 뚫고 大腿後側을 下行해서 膝膕窩中(슬괵와중)에 入하였는데 此處에서 合친 別支脈이 있나니 卽 脛의 天柱穴로부터 갈려 내려와 膀胱經 第二側線의 末端이 此處에서 合한 그것이다. 이로부터 다시 下行하여 外踝上七寸의 所 아킬레스筋의 外側을 내려와서 外踝下에 至하여 第五指의 外側으로부터 그 끝에서 終止되었다.

詩曰=足太陽經膀胱脈 目內眥上額交巓 支者從巓入耳角 直者從巓(산이마 전)絡腦間 還出下項循肩髆(어깨 박) 挾脊(등마루척) 抵腰循膂(등성마루뼈 려)旋 絡腎正屬膀胱府 一支貫臀(볼기 둔) 入膕(오금이 괵)傳 一支從髆別貫胛 挾脊循脾合膕行 貫腨出踝循京骨 小指外側至陰全

[甲] 補及瀉

(가) 補하려면=① 商陽 ② 至陰을 補하고 ③ 三里 ④ 委中을 瀉한다.

註=① 商陽은 大陽金經의 金(井)穴이오 ② 至陰은 膀胱自經의 金(井)穴이며 ③ 三里는 足陽明胃土經의 土(合)穴이오 ④ 委中은 膀胱自經의 土(合)穴이다.

[參考] 補하려면 酉時를 擇하여야 한다..

(나) 瀉하려면=① 三里 ② 委中을 補하고 ③ 臨泣 ④ 束骨을 瀉한다.

註=臨泣은 足少陽膽木經의 木(兪)穴이오 束骨은 膀胱自經의 木(兪)穴이다.

176

[參考] 瀉하려면 申時를 擇하여야 한다..

[乙] 寒及熱

(가) 寒한 境遇=① 陽谷 ② 崑崙을 補하고 ③ 前谷 ④ 通谷을 瀉한다.

(나) 熱한 境遇=① 通谷 ② 前谷을 補하고 ③ 三里 ④ 委中을 瀉한다.

[丙] 迎及隨

(가) 迎하려면=上向斜刺한다.

(나) 隨하려면=下向斜刺한다.

第四項 足少陰腎(癸)陰水經

一. [本經의 起始와 및 終止部(新增)]=腎經의 脈은 膀胱의 末端인 第五指(小指)의 端에서 起始하여 발의 안쪽(裏面)을 向해서 足心의 湧泉穴에서 經穴이 始作되었는데 안쪽으로부터 內踝下에 出하여 下腿內側後方을 올라가서 脾經의 三陰交穴에서 交叉되었다. 此處는 脾, 肝, 腎의 三陰經이 合쳤기 때문에 三陰交의 이름이 있는 것이다. 이로부터 上行하여 膝膕의 至陰穴에 至하고 大腿內側을 上行하여 長强穴에 會合한 다음 前方으로 向해서 任脈의 外五分의 處를 上行하여 臍兩方肓兪의 處에서 腎과 屬會하고 이로부터 任脈을 下한 膀胱을 絡하였다.

그의 直行한 것은 腎으로부터 올라가서 肺中에 入하고 나와서는 氣管을 따라 舌本을 挾하였다.

그 支脈은 肺로부터 나와서 神藏穴의 處에서 心臟을 循하고 膻中穴의 所에서 心包經의 起始部에 交叉하였다.

177

詩曰=足腎經脈屬少陰　斜從小指趨(달아날　추)足心　出於然骨　循內踝　入跟(발꿈치　근)　上腨膕內尋　上股後廉直實脊　屬腎下　絡膀胱深　直者從腎貫肝膈　入肺挾舌循喉嚨　支上從肺絡心上　注於胸交手厥陰.

[甲] 補及瀉

(가) 補하려면=① 經渠 ② 復溜를 補하고 ③ 太白 ④ 大谿를 瀉한다.

註=① 經渠는 手太陰肺金經의 金(經)穴이오 ② 復溜는 腎自經의 金(經)穴이며 ③ 太白은 足太陰脾土經의 土(兪)穴이오 ④ 大谿는 腎自經의 土(兪)穴이다.

[參考] 補하려면 戊時를 擇하여야 한다.

(나) 瀉하려면=① 太白 ② 大谿를 補하고 ③ 大敦 ④ 湧泉을 瀉한다.

註=① 太白은 足太陰脾土經의 土(兪)穴이오 ② 大谿는 腎自經의 土(兪)穴이며 ③ 大敦은 足厥陰肝不經의 木(井)穴이오 ④ 湧泉은 腎自經의 木(井)穴이다.

[參考] 瀉하려면 酉時를 擇하여야 한다.

[乙] 寒及熱

(가) 寒한 境遇=① 少府 ② 然谷을 補하고 ③ 陰谷 ④ 少海를 瀉한다.

(나) 熱한 境遇=① 陰谷 ② 少海를 補하고 ③ 太白 ④ 太谿를 瀉한다.

[丙] 迎及隨

(가) 迎하려면=下向斜刺한다.

(나) 隨하려면=上向斜刺한다.

第三節 在側經絡

第一項 手厥陰心包絡(癸)陰相火經

一. [本經의 起始와 및 終止部(新增)]=心包의 脈은 腎經이 끝난 心包絡에 나와서 此處에서 屬會하고 膈(격)을 뚫고 내려가서 上脘, 中脘, 陰交穴의 分에서 三焦部를 歷絡하였다. 支脈은 心包가 屬會한 곳에서 갈려나가서 胸部를 거쳐 側脇에 나와가지고 乳頭의 外方 一寸쯤 되는데 있는 天地穴에 왔는데 經穴은 여기서부터 始作되어 九個穴所를 經했으나 實은 支脈이 되어서 腋下에 나와 가지고 上膊의 內側 肺經과 心經의 間을 下行해서 肘를 지나 前膊을 내려와서 掌中을 거쳐 中指瓜甲根部 拇指側의 中衝穴에서 終止되었다.

그 支脈은 또 掌中의 勞宮穴로부터 갈려 나와서 第四指外側爪甲根部의 關衝穴에 至하여 手三焦經의 起始部에 交叉하였다.

詩曰=手厥陰經心主標 心包下膈絡三焦 起自胸中支出脇 下腋三焦循臑迢(멀 초) 太陰少陰中間走 入肘下臂兩筋超 行掌心從中指出 支從小指次指交.

[甲] 補及瀉

(가) 補하려면=① 大敦 ② 中衝을 補하고 ③ 陰谷 ④ 曲澤을 瀉한다.

註=① 大敦은 肝木經에 木(井)穴이오 ② 中衝은 心包絡自經 木(井)穴이며 ③ 陰谷은 腎水經의 水(合)穴이오 ④ 曲澤은 心包絡自經의 水(合)穴이다.

[參考] 補하려면 亥時를 擇하여야 한다.

(나) 瀉하려면=① 陰谷 ② 曲澤을 補하고 ③ 太白 ④ 太陵을 瀉한다.

註=③ 太白은 足太陰脾土經의 土(兪)穴이오 ④ 太陵은 心包絡自經의 土(兪)穴이다.

[參考] 瀉하려면 戌時를 擇하여야 한다.

[乙] 寒及熱

(가) 寒한 境遇=① 少府 ② 勞宮을 補하고 ③ 曲澤 ④ 少海를 瀉한다.

(나) 熱한 境遇=① 曲澤 ② 少海를 補하고 ③ 太白 ④ 太陵을 瀉한다.

[丙] 迎及髓

(가) 迎하려면=上向斜刺한다.

(나) 隨하려면=下向斜刺한다.

第二項 手少陽三焦(壬)陽相火經

一. [本經의 起始와 및 終止部(新增)]=三焦經은 心包經의 終點인 第四指外側爪甲部 關衝穴에서 始起해가지고 올라와서 腕關節背面에 至하여 前膊, 上膊의 背面을 上行하여 肩에 올라와 天膠穴(천료혈)에 와서 小腸經의 秉風, 膽經의 肩井穴을 덮어서 缺盆穴에 入하였다. 여기서부터는 前面을 내려와서 膻中의 分에서 心包를 絡繞하고 胃의 上口에 當해서는 上焦에 屬會하고 中脘에서는 中焦에 屬會하고 臍下一寸에서는 下焦에 屬會하였다. 支脈은 膻中의 分에서 分離하여 項에 올라가서는 後面을 돌아 督脈의 大椎穴을 지나가지고 耳後를 거쳐서 올라와서 顧顬部(섭유부)에 와서는 額의 陽白 內背의

晴明穴, 觀骨의 下緣인 小腸經의 顴髎穴에서 終止되었으며 그 支脈은 耳後의 翳風穴(예풍혈)에서 갈려서 耳前의 諸穴을 지나가지고 小腸經, 三焦經에 交叉되고 瞳子髎, 緣竹空穴에서 그쳤다. (瞳子髎는 膽經의 起始部)

詩曰=手少陽經三焦脈 起手小指次指間 循腕出臂之兩骨 實肘 循臑外上肩 交出足少陽之後 入缺盆布膻(젖가슴 전)中傳 散絡 心包而下膈 循屬三焦表裏聯 支從膻中缺盆出 上項出耳上顱巓 (상항출이상로전) 以屈下頰而至䪼, 支從耳後入耳緣 出走耳前 交兩頰 至曰銳眥膽經連.

[甲] 補及瀉

(가) 補하려면=① 臨泣 ② 中渚를 補하고 ③ 通谷 ④ 腋門 을 瀉한다.

註=① 臨泣은 膽甲木經의 木(兪)穴이오 ② 中渚는 三焦自 經의 木(兪)穴이오 ③ 通谷은 膀胱水經의 水(滎)이오 ④ 液門 은 三焦自經의 水(滎)穴이다.

[參考] 補하려면 子時를 擇하여야 한다.

(나) 瀉하려면=① 通谷 ② 液門을 補하고 ③ 三里 ④ 天井 을 瀉한다.

註=① 通谷은 膀胱水經의 水(滎(형))이오 ② 液門은 三焦自 經의 水(滎)穴이며 ③ 三里는 胃土經의 土(合)穴이오 ④ 天井 은 三焦自經의 土(合)穴이다.

[參考] 瀉하려면 亥時를 擇하여야 한다..

[乙] 寒及熱

(가) 寒한 境遇=① 支溝 ② 崑崙을 補하고 ③ 液門 ④ 通 谷을 瀉한다.

(나) 熱한 境遇=① 液門 ② 通谷을 補하고 ③ 支溝 ④ 崑崙을 瀉한다.

[丙] 迎及髓

(가) 迎하려면=下向斜刺한다.

(나) 隨하려면=上向斜刺한다.

第三項 足少陽膽(甲)陽不經

一. [本經의 起始와 및 終止部(新增)]=膽經은 手三焦經의 瞳子髎穴 近處에서 始起하여 耳後完骨穴에 至하였다. (完骨이라는 것은 現代解剖學的 術語로는 乳嘴突起(유취돌기)라 하는 것인데 그의 뒤가장자리(後緣)에 있는 經穴이므로 完骨이라 부른다 한다.) 이로부터 다시 反轉에 돌아가서 額으로부터 目의 內眥, 膀胱經의 睛明穴에 와가지고 또 反轉해서 側頭部를 向해서 後頭部의 風池穴에 와닿는데 거기서부터 肩에 내려와서는 뒤로 向하여 督脈의 大椎穴에 닿고 大杼, 秉風穴을 過해서 鑽骨窩(쇄골와)의 缺盆穴外에 入하였다.

支脈은 後頸部 風池穴로부터 前으로 走하여 耳中에 入하고 나와서는 다시 本經의 起始部인 瞳子髎에 還元했다가 다시 下顎骨의 下緣 大迎穴, 顴骨의 下緣 顴髎穴, 下顎骨(하악골)의 銀下緣의 頰車穴(협차혈) 等을 지나서 먼저 缺穴에 來하였던 것과 合쳤다. 저 모양으로 膽經은 몇 번이고 왔다갔다 한 經이다. 缺盆穴(결분혈)로부터 내려와서 期門穴處에서 肝臟을 絡繞(락요)하고 日月穴의 部分에서 膽에 屬會하여가지고 여기서부터 脇下章門穴(十一肋骨端)을 지나서 恥骨의 位로부터 股關節內에 入하였다.

本經은 缺盆으로부터 腋下에 至하여서는 前下方을 斜向해서 日月穴로부터 肋骨下緣을 通하고 第十二肋骨端의 京門穴을 지나서 側腹部를 下行하여 支脈과 똑같이 股關節中에 入하여 兩脈이 合쳐가지고 여기서부터 大腿와 下腿의 側面을 下向해서 足의 第四指端 爪甲根部外側의 竅陰穴에 終止되었다.

支脈으로서는 足의 爪甲第四蹠骨外側의 臨泣穴로부터 足拇指端에 出해서 肝經과 交叉되었나니 저 모양으로 膽經은 側頭部, 側胸部, 足의 外側과 體의 側面을 循還한 特徵이 있는 經脈이다.

詩曰=足少陽脈膽之經 起乎兩目銳眥邊 上抵頭角下耳後 循經行手少陽前 至肩却出少陽後入缺盆從支者分 耳後入耳耳前走 支別銳眥下大迎 合手少陽抵於顴(광대뼈 관) 下如頰車下頸連 復合缺盆下胸膈 絡肝屬膽表裏縈(얽힐 영) 循脇裏向氣街出 繞毛際入髀(넙적다리뼈 비)厭橫 直者從缺盆下腋 循胸李脇過章門 下合髀厭髀陽外 出膝外廉外轉緣 下抵絶骨出外踝 循跗入小次指間, 支者別跗入大指 循指岐骨出其端.

[甲] 補及瀉

(가) 補하려면=① 通谷 ② 俠谿를 補하고 ③ 商陽 ④ 竅陰을 瀉한다.

註=① 通谷은 膀胱水經의 水(滎)穴이오 ② 俠谿는 膽自經의 水(滎)穴이며 ③ 商陽은 大腸金經의 金(井)穴이오 ④ 竅陰은 膽自經의 金(井)穴이다.

[參考] 補하려면 丑時를 擇하여야 한다..

[乙] 寒及熱

(가) 寒의 境遇=① 陽輔 ② 陽谷을 補하고 ③ 俠谿 ④ 通谷을 瀉한다.

(나) 熱의 境遇=① 俠谿 ② 通谷을 補하고 ③ 委中 ④ 陽陵泉을 瀉한다.

[丙] 迎及髓

(가) 迎하려면=上向斜刺한다.

(나) 隨하려면=下向斜刺한다.

第四項 足厥陰肝(乙)陰木經

一. [本經의 起始와 및 終止部(新增)]=肝經의 起始點은 足拇指端의 大敦穴로서 여기서부터 第一蹠骨과 第二蹠骨의 間을 올라와서 內踝 前에 나와가지고 內踝上三寸 三陰交穴에서 脾腎經과 交叉하고 分離하여 脛骨의 面을 上行하여 膝關節에 와서는 內側曲泉穴을 지나서 大腿內側을 上行해서 股動脈(고동맥)의 處所로부터 腹에 나와서는 陰毛出處近方에서 陰蒂(음체) 卽 外陰部를 循環하였다. 그러므로 交接蒂는 肝經의 作用하는 處라고 말했다. 여기서부터 下腹部로 올라가서 任脈인 腹의 正中線 關元穴에 至하여는 左右로 分離하여 第十一肋骨端의 章門穴을 둘러서 期門穴의 所에서 胃를 挾하고 肝에 와서 屬會하고 日月穴의 所에서 膽을 絡繞하였나니 所屬의 經穴은 여기서 끝났으나 經脈은 다시 上行에서 胸部를 通해가지고 氣管으로부터 喉頭에 入하고 目을 通해서 額으로부터 頭頂에 있는 百會穴에 至하여는 督脈과 交會하였다.

支脈은 目部에서 分離한 것으로서 脣까지 와서 循環하였으며 右別個의 支脈은 肝의 屬한 期門穴에서 갈려올라와 胸部

184

에 入해서 肺中에 들어가고 下行하여 中焦胃의 中脘穴에서 그쳤는데 此處는 手太音肺經의 起始點으로서 十二經을 다 돌고나서 다시 肝經으로부터 肺經을 連續하는 處所이다.

榮衛는 以上의 十二經을 間斷 없이 循還해서 生體로서의 모든 營爲를 繼續하는 것이다.

詩曰=足厥陰肝脈所終 大指之端毛際叢 循足附上上內踝 出太陰後入膕(오금 괵)中 循股入毛繞陰哭 上抵小腹挾胃通 屬肝絡膽上貫膈 布於脇肋循喉嚨 上入頏(목 항) 顙(이마 상) 連目系 出額會督頂巔逢 支者後從目系出 下行頰裏交環唇 支者從肝別實膈 上主於肺乃交宮.

[甲] 補及瀉

(가) 補하려면=① 陰谷 ② 曲泉을 補하고 ③ 經渠 ④ 중봉을 사한다.

註=① 陰谷은 腎水經의 水(合)穴이오 ② 曲泉은 肝自經의 水(合)穴이며 ③ 經渠는 肺金經의 金(經)穴이오 ④ 中封은 肝自經의 金(經)穴이다.

[參考] 補하려면 寅時를 擇하여야 한다..

(나) 瀉하려면=① 經渠 ② 中封을 補하고 ③ 少府 ④ 行間을 瀉한다.

註=③ 少府는 心火經의 火(滎)穴이오 ④ 行間은 肝目經의 火滎이다.

[參考] 瀉하려면 丑時를 擇하여야 한다..

[乙] 寒及熱

(가) 寒한 境遇=① 行間 ② 少府를 補하고 ③ 陰谷 ④ 曲泉을 瀉한다.

(나) 熱한 境遇=① 陰谷 ② 曲泉을 補하고 ③ 太術 ④ 太白을 瀉한다.

[丙] 迎及髓

(가) 迎하려면=下向斜刺한다.

(나) 隨하려면=上向斜刺한다.

參考=此節에 視한 寒熱秘訣은 舍岩獨發의 醫學萬古不刊의 秘인 것을 알려둔다.

第五章 舍岩選用穴의 發音順的考察(新增)

一. 五行穴部

[參考]=穴名用文字는 다만 穴名만을 記述한 有義無文의 글이어서 坊間에서 發賣되고 있는 冊 또는 手寫本에 흔히 있는 魚, 魯의 誤(例하면 大谿, 太谿와 如한 것)는 烏之雌雄과 같어서 自辨하기 가장 困難하므로 此에는 아직 古書에 그 中 많이 쓰인 字를 準用하고 後에 知하는 者를 기다리기로 한다.

◆ 가 部

(1) 間使(간사)=心包陰相火經의 金穴

(2) 經渠(경거)=肺陰金經의 金穴

(3) 曲泉(곡천)=肝陰木經의 水穴

(4) 曲池(곡지)=大腸陽金經의 土穴

(5) 曲澤(곡택)=心包陰相火經의 水穴

(6) 崑崙(곤윤)=膀胱陽水經의 火穴

(7) 竅陰(규음)=膽陽木經의 金穴

(8) 關衝(관충)=三焦陽相火經의 金穴

◆ 나 部(라部同)

(1) 內庭=(내정)=胃陽土經의 水穴

(2) 勞宮=(노궁)=心包陰相火經의 火穴

◆ 다 部

(1) 大都(대도)=脾陰土經의 火穴

(2) 大敦(대돈)=肝陰木經의 水穴

◆ 바 部

(1) 復溜(부유)=腎陰水經의 金穴

◆ 사 部

(1) 三間(삼간)=大腸陽金經의 木穴

(2) 三里(삼리=下)=胃陽土經의 土穴

(3) 商丘(상구)=脾陰土經의 金穴

(4) 商陽(상양)=大腸陽金經의 金穴

(5) 少府(소부)=心陰君火經의 火穴

(6) 少商(소상)=肺陰金經의 木穴

(7) 少衝(소충)=心陰君火經의 木穴

(8) 少澤(소택)=小腸陽火經의 金穴

(9) 少海(소해)=心陰君火經의 水穴

(10) 少海(소해)=小腸陽火經의 土穴

(11) 束骨(속골)=膀胱陽水經의 木穴

(12) 神門(신문)=心陰君火經의 土穴

◆ 아 部 (림은 임에 編入)

(1) 陽谿(양계)大腸陽金經의　火穴

(2) 陽谷(양곡)=小腸陽火經의　火穴

(3) 陽陵泉(양능천)=膽陽木經의　土穴

(4) 陽輔(양보)=膽陽木經의　火穴

(5) 液門(액문)=三焦陽相火經의　水穴

(6) 魚際(어제)=肺陰金經의　火穴

(7) 厲兌(여태)=胃陽土經의　金穴

(8) 然谷(연곡)=腎陰水經의　火穴

(9) 靈道(영도)=心陰君火經의　金穴

(10) 湧泉(용천)=腎陰水經의　木穴

(11) 委中(위중)=膀胱陽水經의　土穴

(12) 隱白(은백)=脾陰土經의　木穴

(13) 陰谷(음곡)=腎陰水經의　水穴

(14) 陰陵泉(음능태)=脾陰土經의　水穴

(15) 二間(이간)=大腸陽金經의　水穴

(16) 臨泣(임읍)=膽陽木經의　木穴

◆ 자　部

(1) 前谷(전곡)=小腸陽火經의　水穴

(2) 中封(중봉)=肝陰木經의　金穴

(3) 中渚(중저)=三焦陽相火經의　木穴

(4) 中衝(중충)=心包陰相火經의　木穴

(5) 支溝(지구)=三焦陽相火經의　火穴

(6) 至陰(지음)=膀胱陽水經의　金穴

◆ 차　部

(1) 尺澤(척택)=肺陰金經의　水穴

188

(2) 天井(천정)=三焦陽相火經의　土穴

　◆ 타　部

(1) 太谿(태개)=腎陰水經의　土穴

(2) 太陵(태능)=心包陰相火經의　土穴

(3) 太白(태백)=脾音土經의　土穴

(4) 太淵(태연)=肺陰金經의　土穴

(5) 太衝(태충)=肝陰木經의　土穴

(6) 通谷(통곡)=膀胱陽水經의　水穴

　◆ 하　部

(1) 陷谷(함곡)=胃陽土經의　木穴

(2) 解谿(해계)=胃陽土經의　火穴

(3) 行間(행간)=肝陰木經의　火穴

(4) 俠谿(협계)=膽陽木經의　水穴

(5) 後谿(후계)=小腸陽火經의　木穴

二. 原穴及普通穴部

　◆ 가　部

(1) 膈兪(격유=血會)=足太陽膀胱經

(2) 京骨(경골)=足太陽膀胱經

(3) 膏肓(고황)=足太陽膀胱經

(4) 公孫(공손)=足太陰脾經

(5) 丘墟(구허)=足少陽膽經

(6) 期門(기문)=足厥陰肝經

(7) 氣海(기해)=所屬經任脈經

(8) 關元(관원)=所屬經任脈經

　◆ 나　部

(1) 內關(내관)=手厥陰心包絡經

◆ 다 部

(1) 丹田(단전=石門)所屬經任脈經

◆ 바 部

(1) 百會(백회)=所屬經督脈經

(2) 僕參(복삼)=足太陽膀胱經

◆ 사 部

(1) 三陰交(삼음교)=足太陰脾經

(2) 上廉(상염)=手陽明大腸經

(3) 上脘(상완)=所屬經任脈經

(4) 水分(수분)=所屬經任脈經

(5) 承山(승산)=足太陽膀胱經

(6) 承漿(승장)=所屬經任脈經

(7) 膝關(슬관)=足厥陰肝經

(8) 神道(신도)=所屬經督脈經

(9) 十宣(십선)=奇穴

(10) 腎兪(신유)=足太陽膀胱經

(11) 心兪(심유)=足太陽膀胱經

◆ 아 部

① 瘂門(아문)=所屬經督脈經

② 陽池(양지)=手少陽三焦經

③ 腰兪(요유)=所屬經督脈經

④ 日月(일월)=足少陽膽經

⑤ 腕骨(완골)=手太陽少腸經

◆ 자 部

① 膻中(잔중)=所屬經任脈經

② 章門(장문)=足厥陰肝經

③ 絶骨(절골=懸鐘)=足少陽膽經

④ 中脘(중완)=所屬經任脈經

◆ 차 部

① 天突(천돌)=所屬經任脈

② 天樞(천추)=足陽明胃經

③ 衝陽(충양)=足陽明胃經

◆ 파 部

① 肺兪(폐유)=足太陽膀胱經

② 風府(풍부)=所屬經督脈

③ 風市(풍시)=足少陽膽經

④ 風池(풍지)=足少陽膽經

⑤ 八邪(팔사)=奇穴

◆ 하 部

① 下關(하관)=足陽明胃經

② 合谷(합곡)=手陽明大腸經

③ 頰車(협차)=足陽明胃經

④ 環跳(환조)=足少陽膽經

第六章 舍岩選用五行穴의 研究

十二經絡의 陰陽이 다른 것은 一般의 周知하는 바와 같이 各各其所屬에 따라 달라서 肺金性은 手太陰에 屬하였으므로 陰金經, 大腹은 手陽經에 屬하였으므로 陽金經이 되는 것이다. 이와 마찬가지로 穴에는 또다시 五行이 있어 各各 井, 滎, 兪, 經, 合에 따라 配屬되었나니 ① 陰經의 井穴은 木이오 ② 陽經의 井穴은 金이며 陰經의 滎穴은 火이오 陽經의 滎穴은 水이며 陰經의 兪穴은 土이오 陽經의 兪穴은 木이며 陰經의 經穴은 金이오 陽經의 經穴은 火이며 陰經의 合穴은 水이오 陽經의 合穴은 土이니 鍼經의 이른바, 「陰井木而陽井金, 陰滎火而陽滎水, 陰兪土而陽兪木, 陰經金而陽經火, 陰合水而陽合土」라 한 것이 그것이다.

그런데 本訣에 引用된 穴에 對한 五行은 모두 此法則에 依據한 것이며 또한 鍼道本然의 原理가 그렇게 된 것이다. 이 井, 滎, 兪, 經, 合의 大義는 모두 返本還元의 法則으로서 水에서 取義하였나니 「所出爲井, 井, 象水之泉. 所溜爲滎, 滎, 象水之陂 所注爲兪, 兪, 象水之窬(문곁구멍 두). 所行爲經, 經, 象水之流. 所入爲合, 合, 象水之歸」라 하였다.

이것은 經絡治療學에 있어 重要不可缺의 原則인 것을 알아야 한다.

第七章 舍岩選用穴의 經穴學的硏究(新增)

一. 五行穴部

一. 手太陰肺經에서 四穴

本手太陰肺經에 所屬한 穴은 左右 各 十一穴이나 舍岩은 다만 井, 滎, 兪, 經, 合의 五行所屬穴에서 當該要穴만을 取用하고 그리고 十二經의 五行所屬穴은 手不過肘, 足不過膝의 原則에 依據하여 配穴되었으므로 ① 前膊部에 在한 穴所에서 一穴(經渠) ② 腕關節部에 在한 穴所에서 一穴(太淵), ③ 手部에 在한 穴所에서 一穴(魚際) ④ 肘關節部에 在한 穴所에서 一穴(尺澤) 合計四穴만을 選用하였다. 이제 다시 此를 「가, 나, 다」順으로 列擧하고 經穴學的으로 考察한다면 下와 如하다.

一. 經渠

① 穴의 五行＝經, 金.
② 穴의 所在部位＝現代解剖學的으로는 骨前面, 橈腕關節 上方, 廻前方筋中의 部이니 卽 腕上一寸의 位, 診脈部.
③ 神經＝外膊皮神經(知), 橈骨神經(混).
④ 血管＝橈骨動, 靜脈
⑤ 刺鍼及留鍼의 度＝刺三分, 留三呼.

二. 太淵 (一名 太泉)

① 五行＝兪, 土.
② 所在部位＝現代解剖學的으로는 橈腕關節의 前上際, 廻前筋의 下緣이니 卽 前腕部의 拇指側, 橫紋의 頭.
③ 神經＝外膊皮下神經(知), 橈骨神經(混).

④ 血管=橈骨動, 靜脈.

⑤ 刺鍼及留鍼의 度=刺二分, 留二呼.

三. 魚際

① 五行=滎, 火.

② 所在部位=現代 解剖學的으로는 拇指第一筋基底의 外
角, 短外轉, 外膊筋의 停止部이니 卽 拇指本節根의 外側,
骨과 肉과의 間, 骨欠中.

③ 神經=正中 및 橈骨神經皮枝(知), 正中神經(運).

④ 血管=橈骨動, 靜脈의 分枝.

⑤ 刺鍼及留鍼의 度=刺二分, 留三呼.

四. 尺澤

① 五行=合, 水.

② 所在部位=現代 解剖學的으로는 肘關節의 外部, 肘窩骨
紋의 外端, 二頭膊筋腱의 外緣이니 卽 肘窩의 外部橫紋
의 上, 動脈이 手에 應하는 處所.

③ 神經=外膊皮下神經(知), 橈骨神經의 筋枝(運).

④ 血管=返廻橈骨動, 靜脈 및 深在靜脈.

⑤ 刺鍼及留鍼의 度=刺三分.

二. 手陽明大腸經에서 四穴

本手陽明大腸經에 屬한 穴은 左右各 二十穴이나 다만 ①
肘關節部에 在한 穴所에서 一穴(曲池), ② 手部에 在한 穴所
에 一穴(商陽), ③ 腕關節部에 在한 穴所에서 一穴(陽谿), ④
手部에 在한 穴所에서 一穴(二間) 合計 四穴만을 取하였나니
이제 다시 此를 經穴學的으로 考察한다면 下와 如하다.

一. 曲池

① 五行=合, 土.

② 所在部位=現代 解剖學的으로는 上膊骨外上髁(뼈끝 과)와 橈骨小頭와의 間의 前側, 橈骨側 諸筋의 起始部이니 卽 肘窩橫皺(쭈그러질 추)의 外端.

③ 神經=外膊皮下神經(知), 橈骨神經(混).

④ 血管=返廻橈骨動, 靜脈 及 頭靜脈.

⑤ 刺鍼及留鍼의 度=刺五分, 留七呼.

二. 商陽(一名 絶陽)

① 五行=井, 金.

② 所在部位=現代 解剖學的으로는 食指末節 爪際의 外緣, 總指伸筋末端附着의 部이니 卽 食指의 外側, 爪根을 去하기 一分의 位.

③ 神經=橈骨神經手背枯(知).

④ 血管=指背動, 靜脈.

⑤ 刺鍼及留鍼의 度=刺一分, 留一呼.

三. 陽谿(一名 中魁)

① 五行=經, 火.

② 所在部位=現代 解剖學的으로는 橈腕關節의 後外側, 長伸拇筋과 長外橈骨筋과의 腱間이니 卽 後腕의 外側의 位.

③ 神經=外膊皮下神經 及 橈骨神經淺枝(知)同深枝(運).

④ 血管=橈骨動, 靜脈 及 腕骨背側動, 靜脈

⑤ 刺鍼及留鍼의 度=刺三分, 留七呼.

四. 二間(一名 間谷)

① 五行=滎, 水.

② 所在部位=現代 解剖學的으로 食指第一節과 第二節과의
　關節部外角, 總指伸筋停止部外緣의 位이니 即 示指의 外
　側, 本節下陷中의 部.

③ 神經 및 血管=商陽과 같다.

④ 刺鍼及留鍼의 度=刺三分, 留六呼.

三. 足陽明胃經에서 五穴

本足陽明胃經에 屬한 穴은 左右各四十五穴이나 다만 ① 足
部에 在한 穴所에서 三穴(內庭, 厲兌, 陷谷) ② 下腿部에 在
한 穴所에서 一穴(三里) ③ 足附部에 在한 穴所에서 一穴(解
谿) 合計 五穴만을 選用하였다. 이제 다시 此를 經穴的으로
考察한다면 下와 如하다.

一. 內庭

① 五行=榮, 水.

② 所在部位=現代 解剖學的으로는 第二趾(발가락 지) 第
　二節 基底의 前外側, 長及短總趾伸筋腱의 外側이니 即
　第二趾의 外側本節의 前陷中(오목한 데)의 位.

③ 神經=淺腓(장딴지 비) 骨神經末枝(知).

④ 血管=趾背動, 靜脈.

⑤ 刺鍼及留鍼의 度=刺三分留二十呼.

二. 三里

① 五行=合, 土.

② 所在部位=現代 解剖學的으로는 膝의 外下方三指橫徑,
　前脛(정강이 경)骨筋, 長總趾伸筋의 部이니 即 膝眼穴의
　三寸, 兩筋間陷(빠질 함)中.

③ 神經=腓骨神經交通枝(知), 深腓骨神經(運).

④ 血管=前脛骨動, 靜脈.

⑤ 刺鍼及留鍼의 度=刺八分 留十呼.

三. 厲兌

① 五行=井, 金.

② 所在部位=現代 解剖學的으로는 第二趾 第三節 瓜際의
   外側, 長總趾伸筋停止部의 外側이니 卽 第二趾背面의 外
   側, 爪根의 上際.

③ 神經=淺腓骨神經(知).

④ 血管=趾背動, 靜脈.

⑤ 刺鍼及留鍼의 度=刺一分, 留一呼.

四. 陷谷

① 五行=兪, 木.

② 所在部位=現代 解剖學的으로는 第二, 第三蹠(발바닥
   척) 骨間의 中央, 長及短總趾伸筋間이니 卽 第二趾와 第
   三趾와의 間, 本節後陷中.

③ 神經=淺腓骨神經末枝(知), 深腓骨神經筋枝(運).

④ 血管=足背動, 靜脈.

⑤ 刺鍼及留鍼의 度=刺五分, 留七呼.

五. 解谿

① 五行=經, 火.

② 所在部位=現代 解剖學的으로는 脛骨과 跗(발등 부)骨
   과의 關節間, 前脛骨筋腱의 外側部이니 卽 足腓關節橫紋
   의 位.

③ 神經=深腓骨神經(混).

④ 血管=前脛骨動, 靜脈.

⑤ 刺鍼及留鍼의 度刺五分, 留五呼.

四. 足太陰脾經에서 五穴

本足太陰脾經에 屬한 穴은 左右各 二十一穴이나 다만 ①
足部에 在한 穴所에서 三穴(大都, 隱白, 白太) ② 足跗部에
在한 穴所에서 一穴(商丘) ③ 下腿部에 在한 穴所에서 一穴
(隱陵泉) 合計 五穴만을 選用하였나니 다시 此를 經穴學的으
로 考究한다면 下와 如하다.

一. 大都

① 五行=滎, 火.
② 所在部位=現代解剖學的으로는 拇趾 第一節前端의 內
側, 外轉拇筋의 停止部이니 即拇趾內側本節의 前, 赤白
肉際의 陷中.
③ 神經=淺腓骨神經末枝(知)
④ 血管=趾背動靜, 脈刺.
⑤ 鍼及留鍼의 度刺=三分, 留七呼.

二. 商丘

① 五行=經, 金.
② 所在部位=現代解剖學的으로는 內踝(복숭아뼈 과)의 前
下部, 十字靭(질길 인)帶下側, 前脛骨筋腱內緣의 部이니
即內踝의 前斜下方의 位.
③ 神經=淺腓骨神經末枝(知), 深腓骨神經分枝(運).
④ 血管=內脛骨動, 靜脈.
⑤ 刺鍼及留鍼의 度=刺三分, 留七呼.

三. 隱白

① 五行=井, 木.

② 所在部位=現代 解剖學的으로는 拇趾爪根의 內側, 長伸拇筋腱末端의 內側部.

③ 神經=淺, 深腓骨神經의 末枝.

④ 血管=趾背動, 靜脈.

⑤ 刺鍼及留鍼의 度=刺一分, 留三呼.

四. 陰陵泉

① 五行=合, 水.

② 所在部位=現代 解剖學的으로는 脛骨內關節窩後緣의 直下, 半腱樣筋의 停止部이니 卽 膝盖骨內廉(脛骨內關節髁)의 下際, 骨缺陷中에서 陽陵泉과 內外相對한 部位.

③ 神經=사후헤나 神經(知), 脛骨神經筋枝(運).

④ 血管=下內膝關節動, 靜脈.

⑤ 刺鍼及留鍼의 度=刺五分, 留七呼.

五. 太白

① 五行=兪, 土.

② 所在部位=現代 解剖學的으로는 第一蹠骨末端의 內側陷凹部, 外轉拇筋 停止部이니 卽 拇趾內側本節의 後核骨(梅核과 如한 骨)의 下陷中.

③ 神經=사후헤나 神經(知), 脛骨神經筋枝(運).

④ 血管=足背動, 靜脈.

⑤ 刺鍼及留鍼의 度=刺三分, 留七呼.

五. 手少陰心經에서 三穴

本手少陰心經에 屬한 穴은 左右各九穴이나 다만 ① 手部에

199

在한 穴所에서 二穴(少府, 少衝) ② 腕關節部에 在한 穴所에서 一穴(神門) 合計 三穴만을 選用하였다. 이제 다시 此를 經穴學的으로 考察한다면 下와 如하다.

一. 少府

① 五行=滎, 火.

② 所在部位=現代 解剖學的으로는 小指第一節 基底前外側, 小指屈筋停止部의 外緣部이니 卽 本節後陷中.

③ 神經=尺骨神經手掌枝(知).

④ 血管=指掌動, 靜脈.

⑤ 刺鍼及留鍼의 度=刺三分.

二. 少衝(一名 經始)

① 五行=井, 木.

② 所在部位=現代解剖學的으로는 小指第三節中央의 外側深屈指筋 附着部의 外緣이니 卽 小指外側, 爪根을 去하기 一分.

③ 神經=尺骨神經의 手掌枝 (知).

④ 血管=指掌動, 靜脈.

⑤ 刺鍼及留鍼의 度=刺一分, 留一呼.

三. 神門(一名 銳中又는 中都)

① 五行=兪, 土.

② 所在部位=現代 解剖學的으로는 豆骨의 上際, 內尺骨停止部이니 卽 腕前橫紋의 末, 銳骨(豆骨)上際의 部.

③ 神經=中膊皮下神經(知), 尺骨神經(混).

④ 血管=腕骨掌側動, 靜脈.

⑤ 刺鍼及留鍼의 度=刺三分, 留七呼.

六. 手太陽小腸經에서 四穴

本手太陽小腸經에 屬한 穴은 左右各十九穴이나 다만 ① 肘關節에 在한 穴所에서 一穴(小海) ② 腕關節部에 在한 穴所에서 一穴(陽谷) ③ 手部에 在한 穴所에서 二穴(後谿, 前谷) 合四穴만을 選用하였다. 이제 다시 此를 經穴學的으로 考察한다면 下와 如하다.

一. 小海

① 五行=合, 土.

② 穴의 所在部位=現代 解剖學的으로는 上膊骨內上髁와 尺骨鷹嘴突起와의 中間 內尺骨筋起始間의 部이니 卽 肘外尺骨(尺骨鷹嘴突起)을 外方으로 去하기 五分陷中 壓하면 小指와 環指에 울려서 아픈 곳이니 (肘를 伸하고 此를 取함).

③ 神經=內膊皮下神經(知)尺骨神經(混).

④ 血管=下尺側副動, 靜脈.

⑤ 刺鍼及留鍼의 度=刺二分, 留七呼.

二. 陽谷

① 五行=經, 火.

② 所在部位=現代 解剖學的으로는 尺骨莖狀突起(척골경염돌기)의 直下陷凹部, 外尺骨筋中이니 卽 腕骨의 內側, 第五掌骨의 上陷中의 位.

③ 神經=尺骨神經手背枝(知), 橈骨神經深枝(運)

④ 血管=腕骨背側動, 靜脈綱.

⑤ 刺鍼及留鍼의 度=刺二分, 留三呼.

三. 前谷

① 五行=滎, 水.

② 所在部位=現代 解剖學的으로는 第五指骨 第一節基底와 第五指骨과의 關節部後內側外轉小指筋停止部이니 卽 小指內側本節下陷中.

③ 神經=尺骨神經手背枝(知), 同神經(運).

④ 血管=尺骨動 靜脈指背枝.

⑤ 刺鍼及留鍼의 度=刺二分, 留三呼.

四. 後谿

① 五行=兪, 木.

② 所在部位=現代 解剖學的으로는 第五掌骨中央의 後外側, 外轉小指筋中이니 卽 小指內側, 本節稍上陷中.

③ 神經=尺骨神經指背枝(知), 同筋枝(運).

④ 血管=尺骨動, 靜脈.

⑤ 刺鍼及留鍼의 度=刺一分, 留二呼.

七. 足太陽膀胱經에서 五穴

本足太陽膀胱經에 屬한 穴은 左右各六十三穴이나 다만 ① 足跗部에 在한 穴所에서 一穴(崑崙) ② 足部에 在한 穴所에서 三穴 (束骨, 至陰, 通谷) ③ 膝關節部에 在한 穴所에서 一穴(委中) 合計 五穴만을 選用하였다. 이제 다시 此를 經穴學的으로 考察한다면 下와 如하다.

一. 崑崙

① 五行=經, 火.

② 所在部位=現代 解剖學的으로는 外踝와 아기리스筋의 中央陷中이니 卽 外踝의 後, 跟(발꿈치 근)骨의 上, 動脈

이 만져지는 陷中.

③ 神經=脛骨 및 腓骨神經交通枝(知).

④ 血管=腓骨動, 靜脈.

⑤ 刺鍼及留鍼의 度=刺五分, 留三呼.

二. 束骨

① 五行=兪, 木.

② 所在部位=現代 解剖學的으로는 第五趾第一節基底의 外側, 長總趾伸筋腱의 外側이니 卽 小趾外側, 本節後, 赤白肉의 際陷中.

③ 神經=脛骨神經交通枝(知).

④ 血管=趾背動, 靜脈.

⑤ 刺鍼及留鍼의 度=刺五分, 留三呼.

三. 委中(一名 血郄(혈극))

① 五行=合, 土.

② 所在部位=現代 解剖學的으로는 膝膕(오금 괵)窩橫紋의 正中, 腓腸筋二頭 및 膝膕筋中이니 卽 膝膕橫紋의 中央, 兩筋間의 陷中.

③ 神經=後股(다리 고, 皮下神經(知), 脛骨神經(混).

④ 血管=膝膕動, 靜脈, 膝關節動, 靜脈網.

⑤ 刺鍼及留鍼의 度=刺五分, 留七呼.

四. 至陰

① 五行=井, 金.

② 所在部位=現代 解剖學的으로는 第五趾爪根의 外際, 長總趾伸筋停止部의 外側이니 卽 小趾背面의 外側, 爪根의 上際.

③ 神經=및 ④ 血管은 束骨과 같다.

⑤ 刺鍼及留鍼의 度=刺二分, 留五呼.

五. 通谷

① 五行=滎, 水.

② 所在部位=現代解剖學的으로는 第五趾第一節의 末端前
外側, 長總趾伸筋의 外側이니 卽 小趾外側 本節의 前陷
中.

③ 神經 및 血管은 束骨과 같다.

⑤ 刺鍼及留鍼의 度=刺二分, 留三呼.

八. 足少陰腎經에서 五穴

本足少陰腎經에 屬한 穴은 左右各二十七穴이나 다만 ① 足
部에 在한 穴所에서 三穴(湧泉, 太谿, 然谷) ② 膝關節部에
在한 穴所에서 一穴(陰谷) ③ 下腿部에 在한 穴所에서 一穴
(復溜) 合計 五穴만을 選用하였다. 이제 다시 此를 經穴學的
으로 考察한다면 下와 如하다.

一. 復溜(一名 昌陽, 又伏白)

① 五行=經, 金.

② 所在部位=現代解剖學的으로는 內踝의 前上方二寸, 脛
骨과 아기리스筋 中央의 部位니 卽 內踝上二寸 筋骨陷
中.

③ 神經=사후에나 神經(知)脛骨神經筋枝(運)

④ 血管=後脛骨動, 静脈.

⑤ 刺鍼及留鍼의 度=刺三分, 留三呼.

二. 然谷(一名 龍淵)

① 五行=滎, 火.

② 所在部位=現代解剖學的으로는 內踝의 前下方, 舟狀骨의 前下緣陷中, 外轉拇筋中이니 卽 內踝의 前下方 舟狀骨의 下陷中.

③ 神經=사후헤나神經(知), 脛骨神經筋枝(運).

④ 血管=內足蹠動, 靜脈의 分枝.

⑤ 刺鍼及留鍼의 度=刺三分, 留三呼.

三. 湧泉(一名 地衝)

① 五行=井, 木.

② 所在部位=現代解剖學的으로는 足蹠의 中央, 拇趾球膨(불룩할 팽)隆部의 後外側陷凹中, 長屈拇筋外側의 部이니 卽 脚掌中의 中心部

③ 神經=內足蹠神經(混)

④ 血管=足蹠動, 靜脈弓의 分枝

⑤ 刺鍼及留鍼의 度=刺三分, 留三呼.

四. 陰谷

① 五行=合, 水.

② 所在部位=現代解剖學的으로는 膝膕窩의 內側, 橫紋의 內部, 薄股筋中이니 卽 膝膕窩內側, 大筋의 上, 小筋의 下陷中(膝을 屈하고 取함).

③ 神經=閉鎖神經末枝(知) 閉鎖神經 및 脛骨筋枝(運).

④ 血管=上, 下內膝關節動, 靜脈.

⑤ 刺鍼及留鍼의 度=刺四分, 留七呼.

五. 太谿(一名 呂細)

① 五行=兪, 土.

② 所在部位=現代解剖學的으로는 內踝와 아기리스筋과의 中間, 長總趾屈筋中이니 卽 內踝의 後, 跟骨의 前上部.

③ 神經=사후헤나 神經(知) 脛骨神經(混).

④ 血管=後脛骨動, 靜脈.

⑤ 刺鍼及留鍼의 度=刺三分, 留七呼.

九. 手厥陰心包絡經에서 四穴

本手厥陰心包絡經에 屬한 穴은 左右 各 九穴이나 다만 ① 肘關節部에 在한 穴所에서 一穴(曲澤) ② 手部에 在한 穴所에서 二穴(勞宮, 中衝) ③ 腕關節部에 在한 穴所에서 一穴(太陵) 合計 四穴만을 選用하였다. 이제 다시 此를 經穴學的으로 考察한다면 下와 如하다.

一. 曲澤

① 五行=合, 水.

② 所在部位=現代 解剖學的으로는 肘窩의 正中, 二頭膊筋의 部이니 卽 肘窩橫紋, 尺澤과 少海와의 中間.

③ 神經=中膊皮下神經(知) 正中神經(混).

④ 血管=返廻橈骨動, 靜脈(上膊動, 靜脈 및 深在靜脈).

⑤ 刺鍼及留鍼의 度=刺三分, 留七呼.

二. 勞宮(一名 五里又掌中)

① 五行=滎, 火.

② 所在部位=現代 解剖學的으로는 手掌, 第三, 第四掌骨과의 中部, 手掌腱膜의 部이니 卽 手掌의 中央, 中指及環指를 屈하여 兩指頭中間의 位.

③ 神經=正中神經手掌枝(混).

④ 血管=尺骨動脈末枝, 淺掌動脈弓, 手掌靜脈網.

⑤ 刺鍼及留鍼의 度=刺三分, 留六呼.

三. 中衝

① 五行=井, 木.

② 所在部位=現代解剖學的으로는 中指第三節爪根의 外緣,
總指伸筋附着部의 外緣이니 卽 中指外側爪根의 角을 去
하기가 一分의 位.

③ 神經과 ④ 血管은 二間과 같다.

⑤ 刺鍼及留鍼의 度=刺一分, 留三呼.

四. 太陵

① 五行=兪, 土.

② 所在部位=現代解剖學的으로는 腕關節의 前面, 橫紋正
中의 陷凹部, 廻前筋下緣의 部이니 卽 腕部中央, 橫紋의
陷中.

③ 神經=中膊皮下神經(知) 正中神經(混).

④ 血管=腕骨掌側動, 靜脈網.

⑤ 刺鍼及留鍼의 度=刺六分, 留七呼.

十. 手少陽三焦經에서 四穴

本手少陽三焦經에 屬한 穴은 左右 各 二十三穴이나 다만
① 手部에 在한 穴所에서 二穴(液門, 中渚) ② 前膊部에 在한
穴所에서 한 一穴(支溝) ③ 上膊部에 在한 穴所에서 一穴(天
井) 合計 四穴만을 選用하였다. 이제 다시 此를 經穴學的으
로 考察한다면 下와 如하다.

一. 液門

① 五行=滎, 水.

② 所在部位-現代解剖學的으로는 環指第一節과, 第二節과

의 骨間小指側, 總指伸筋의 內緣이니 卽 環指外側本節의
下部.

③ 神經=尺骨神經手背枝(知).

④ 血管=指背動, 靜脈.

⑤ 刺鍼及留鍼의 度=刺三分.

二. 中渚

① 五行=兪, 木.

② 所在部位=現代解剖學的으로는 環指第一節基底의 小指
側, 總指伸筋內緣의 部이니 卽 小指와 環指의 間, 本節
의 上陷中의 位.

③ 神經=尺骨神經手背枝(知).

④ 血管=指背動, 靜脈.

⑤ 刺鍼及留鍼의 度=刺二分, 留三呼.

三. 支溝(一名 飛虎)

① 五行=經, 火.

② 所在部位=現代解剖學的으로는 腕關節의 背側上方, 三
指橫徑의 部, 總指伸筋의 位니 卽 腕後臂外三寸兩骨間陷
中.

③ 神經=後下膊皮下神經(知), 橈骨神經深枝(運).

④ 血管=後骨間動, 靜脈.

⑤ 刺鍼及留鍼의 度=刺二分, 留三呼.

四. 天井

① 五行=合, 土.

② 所在部位=現代解剖學的으로는 尺骨上部의 上方, 一指
橫徑三頭膊筋中이니 卽 肘尖의 上一寸, 兩筋間陷中.

③ 神經=後上膊 및 後下膊皮下神經(知) 骨神經根枝(運).

④ 血管=深在腨動, 靜脈의 分枝.

⑤ 刺鍼及留鍼의 度=三分, 留七呼.

十一. 足少陽膽經에서 五穴

本足少陽膽經에 屬한 穴은 左右各四十三穴이나 다만 ① 足部에 在한 穴所에서 三穴(竅陰, 臨泣, 俠谿) ② 下腿部에 在한 穴所에서 二穴(陽陵泉, 陽輔) 合計 五穴만을 選用하였다. 이제 다시 此를 經穴學的으로 考察한다면 下와 如하다.

一. 竅陰(一名 寢骨)

① 五行=井, 金.

② 所在部位=현대해부학적으로는 第四趾足跟의 外側, 長總指伸筋의 外側이니 即 第四跟背面의 外側, 足跟上際.

③ 神經=淺腓骨神經筋枝(知).

④ 血管=跟背動, 靜脈.

⑤ 刺鍼及留鍼의 度=刺三分, 留三呼.

二. 陽陵泉

① 五行=合, 土.

② 所在部=位現代解剖學的으로는 腓骨前上方五分, 長腓骨筋起始部, 膝下一指橫徑의 位이니 即 膝下 一寸, 下腿 (신다리 퇴)外側上部骨 球狀(腓骨小頭)下際의 前方陷中 (膝을 立하고 穴을 取한다.)

③ 神經=腓骨神經交通枝(知) 深腓骨神經(運).

④ 血管=前脛骨動, 靜脈.

⑤ 刺鍼及留鍼의 度=刺六分, 留十呼.

三. 陽輔(一名 分內)

① 五行=經, 火.

② 所在部位=現代解剖學的으로는 腓骨의 前側, 長總趾伸
筋과 長腓骨筋間의 部이니 卽 外踝上四寸의 位.

③ 神經=淺腓骨神經末枝(知), 同筋枝(運).

④ 血管=前脛骨動, 靜脈.

⑤ 刺鍼及留鍼의 度=刺五分, 留七呼.

四. 臨泣

① 五行=兪, 木.

② 所在部位=現代解剖學的으로는 外踝의 前方二寸, 長及
短總趾伸筋의 外側背骨間陷中이니 卽 第四第五趾와의
間, 本節의 後岐骨의 間.

③ 神經=淺腓骨神經末枝(知) 深腓骨筋枝(運).

④ 血管=足背動, 靜脈.

⑤ 刺鍼及留鍼의 度=刺五分, 留七呼.

五. 俠谿

① 五行=滎, 水.

② 所在部位=現代解剖學的으로는 第四趾第一節基底의 側,
長及短趾伸筋腱의 外側이니 卽 第四趾의 外側 本節의
前陷中.

③ 神經= 淺腓骨神經末枝(知).

④ 血管=趾背動, 靜脈.

⑤ 刺鍼及留鍼의 度=刺三分, 留三呼.

十二. 足厥陰肝經에서 五穴

本足厥陰肝經에 屬한 穴은 左右 各 十三穴이나 다만 ① 下
腿部에 在한 穴所에서 一穴(曲泉) 足部에 在한 穴所에서 三

穴(大敦, 太衝, 行間) ③ 足跗部에 在한 穴所에서 一穴(中封) 合計 五穴만을 選用하였다. 이제 다시 此를 經穴學的으로 考察한다면 下와 如하다.

一. 曲泉

① 五行=合, 水.

② 所在部位=現代解剖學的으로는 脛骨 內關節, 髁前內側의 下際, 半腱膜筋及半膜樣筋停止部이니 卽 膝盖骨內廉의 下際, 膝膕窩橫紋의 頭.

③ 神經=사후헤나 神經(知), 脛骨神經筋枝(運).

④ 血管=下內膝關節動, 靜脈, 大사후헤나靜脈.

⑤ 刺鍼及留鍼의 度=刺三分, 留三呼.

二. 大敦

① 五行=井, 木.

② 所在部位=現代解剖學的으로는 拇趾背面爪根의 上際, 長伸拇筋中의 部이니 卽 拇趾爪根의 上一分位三毛中.

③ 神經=深腓骨神經終枝(知).

④ 血管=趾背動, 靜脈.

⑤ 刺鍼及留鍼의 度=刺三分, 留十呼.

三. 中封(一名 懸泉)

① 五行=經, 金.

② 所在部位=現代解剖學的으로는 內踝의 前外方一寸陷中, 前脛骨筋腱의 外側이니 卽 足跗(발등부)關節의 前面, 內踝骨前一節一寸筋裏宛宛中.

③ 神經=淺腓骨神經末枝(知) 深腓骨神經(運).

④ 血管=內跗骨動, 靜脈.

⑤ 刺鍼及留鍼의 度=刺四分, 留七呼.

四. 太衝

① 五行=兪, 土.

② 所在部位=現代解剖學的으로는 足背第一蹠骨과 第一楔
(문설주 설)狀骨의 關節部, 前脛骨筋停部이니 卽 拇趾의
內廁, 本節의 後二寸陷中.

③ 神經=深腓骨神經의 末枝(知), 深腓骨神經의 筋枝(運).

④ 血管=足의 厥陰肝

⑤ 刺鍼及留鍼의 度=刺三分, 留十呼.

五. 行間

① 五行=榮, 火.

② 所在部位=現代解剖學的으로는 第一, 第二趾骨間, 長 및
短伸拇筋外側의 部이니 卽 大趾縫間動脈應手陷中.

③ 神經=深脛骨神經筋枝(知) 深腓骨神經筋枝(運).

④ 血管=趾背動, 靜脈.

⑤ 刺鍼及留鍼의 度=刺三分, 留十呼.

二. 普通穴部

一. 頭及顏面頸項部의 穴所

一. 百會

① 所屬經名=督脈經.

② 穴의 所在部位=旋毛(가마)의 中陷 左右 顱頂(로정) 結
節을 連한 中央의 部 帽狀腱膜의 中註釋= 卽 頭盖正中
線과 顱頂結節에서 橫線을 引하여 十文字의 位.

③ 神經=大後頭神經 及淺顳顬神經(知).

212

④ 血管=後頭動, 靜脈及淺顳顬動, 靜脈.

⑤ 刺鍼及留鍼의 度=刺三分.

二. 風府

① 所屬經名=督脈經.

② 穴의 所在部位=外後頭結節의 直下五分 僧帽筋間의 位.

註釋=卽 項髮際를 入하기 一寸陷中.

③ 神經=同上.

④ 血管=後頭動, 靜脈의 分枝.

⑤ 刺鍼及留鍼의 度=刺四分, 留三呼.

三. 瘂門

① 所屬經名=督脈經.

② 穴의 所在部位=外後頭結節의 直下方二指橫徑의 部 僧帽筋間 項靱帶中.

註釋=卽 項部正中髮際의 位.

③ 神經=頸椎神經後枝(知).

④ 血管=後頭動, 靜脈.

⑤ 刺鍼及留鍼의 度=刺四分

四. 風池

① 所屬經名=足少陽膽經.

② 穴의 所在部位=腦空의 後方髮際中 僧帽筋과 胸鎖乳嘴筋과의 間의 凹陷部 夾板筋中

註釋=卽 腦空穴의 直下髮際의 陷中(强壓하면 頭中이 引痛處).

③ 神經=小後頭神經 及頸椎神經後枝(知). 大後頭神經(運).

④ 血管=後頭動脈, 外頸靜脈.

⑤ 刺鍼及留鍼의 度=刺三分, 留三呼.

五. 頰車(협차)

① 所屬經名=足陽明胃經.

② 穴의 所在部位=下顎隅角의 前上方 咬筋中.

註釋=卽 曲頰의 稍前方 卽 口를 開하면 空이 지는데.

③ 神經=咀嚼神經의 顎筋(악근)神經(知) 咬筋神經(運).

④ 血管=外顎動, 靜脈의 分枝.

⑤ 刺鍼及留鍼의 度=刺三分

六. 下關

① 所屬經名=足陽明胃經.

② 穴의 所在部位=下顎骨踝狀突起의 前方 顴骨弓의 下際 咬筋中.

註釋=卽 上關의 下方 顴骨橋의 下際.

③ 神經=耳顳顎神經의 分枝(知) 咀嚼神經咬筋枝(運).

④ 血管=橫顏面動, 靜脈.

⑤ 刺鍼及留鍼의 度=刺三分, 留七呼.

七. 承漿

① 所屬經名=任脈經.

② 穴의 所在部位=頤唇溝의 正中 左右方形頤筋의 中間.

註釋=卽 下唇下端 頤唇溝의 中央.

③ 神經=頤神經(知) 下顎皮下神經(運).

④ 血管=下唇動, 靜脈及頤動, 靜脈.

⑤ 刺鍼及留鍼의 度=刺三分, 留六呼.

二. 胸腹部의 穴所

一. 天突

① 所屬經名=任脈經.

② 穴의 所在部位=胸骨頸截痕上際(흉골경절흔상제)의 中央 左右胸鎖乳嘴筋內頭의 中間.

   註釋=卽 結喉下四寸位.

③ 神經=下頸皮下神經(知).

④ 血管=下甲狀腺動, 靜脈의 分枝.

⑤ 刺鍼及留鍼의 度=刺一寸, 留七呼.

二. 膻中

① 所屬經名=任脈經.

② 穴의 所在部位=胸骨釰狀突起尖端(흉골일상돌기첨단)의 直上二寸五分의 部.

   註釋=下玉堂穴의 一寸六分 胸骨釰身의 中央.

③ 神經=同上.

④ 血管=同上.

⑤ 刺鍼及留鍼의 度=刺三分.

三. 上脘

① 所屬經名=任脈經.

② 穴의 所在部位=胸骨釰狀突起의 直下二寸 卽 巨闕의 下方約一指橫徑의 部. 白條線中.

   註釋=臍上五寸位(上腹部腹膜을 通하여 深部는 橫行結腸, 膵臟이 有함)

③ 神經=肋間神經前穿行枝(混).

④ 血管=上腹壁動, 靜脈

⑤ 刺鍼及留鍼의 度=刺八分

四. 中脘

① 所屬經名=同上.

② 穴의 所在部位=胸骨釼狀突起直下 卽 上脘의 下, 約 一
指橫徑의 部, 白條線中.

註釋=上脘穴의 下一寸 臍上四寸의 位.

③ 神經=同上.

④ 血管=同上.

⑤ 刺鍼及留鍼의 度=刺二分.

五. 水分

① 所屬經名=任脈經.

② 穴의 所在部位=臍의 上方八分白條線中.

註釋=卽下脘穴의 下一寸 臍上一寸.

③ 神經=同上.

④ 血管=間上.

⑤ 刺鍼及留鍼의 度=刺一寸.

六. 氣海

① 所屬經名=任脈經.

② 穴의 所在部位=臍下一寸六分 白條線中.

註釋=卽石門穴의 上五分.

③ 神經=膓骨下腹及鼠蹊神經(混).

④ 血管=淺及下腹壁動, 靜脈.

⑤ 刺鍼及留鍼의 度=刺一寸三分.

七. 丹田(石門의 異名)

① 所屬經名=任脈經.

② 穴의 所在部位=恥軟骨接合의 上際로부터 上方二寸八分
의 位 白條線中.

註釋=卽氣海穴의 下方五分의 位.

③ 神經=同上.

④ 血管=同上.

⑤ 刺鍼及留鍼의 度=刺五分 留十呼(女子는 禁刺).

八. 關元

① 所屬經名=任脈經.

② 穴의 所在間位=恥骨接合의 上際로부터 上方二寸.

註釋=卽 臍의 下方, 三指橫經의 部 石門穴의 下一寸.

③ 神經=腸骨下腹及鼠蹊神經(混).

④ 血管=淺及下腹壁動, 靜脈.

⑤ 刺鍼及留鍼의 度=刺一寸二分 留七呼.

九. 天樞

① 所屬經名=足陽明胃經.

② 穴의 所在部位=臍의 外方二寸外斜腹筋中.

註釋=臍中神闕穴을 去하기 兩傍二寸.

③ 神經=肋間神經前穿行枝(混).

④ 血管=上腹壁動, 靜脈.

⑤ 刺鍼及留鍼의 度=刺五分 留七呼.

一〇. 期門

① 所屬經名=足厥陰肝經.

② 穴의 所在部位=第九肋軟骨附着部의 尖端, 乳腺部, 內及 外斜腹筋中.

註釋=卽 乳頭의 直下, 第九肋의 尖端大橫穴의 上五寸.

③ 神經=肋間神經側穿行枝(混).

④ 血管=筋橫膈動, 靜脈.

⑤ 刺鍼及留鍼의 度=刺四分.

一一. 章門

① 所屬經名=足厥陰肝經.

② 穴의 所在部位=第十一肋軟骨尖端, 內及外斜腹筋中.

　　註釋=即 十一肋前端에서 臍에 向하여 五分正座하여 手

　　尖을 口에 대고 肘를 季肋部에 付하여 肘尖이 盡한 處.

③ 神經=肋間神經側穿行枝(混).

④ 血管=筋橫膈動, 靜脈, 後肋間動, 靜脈.

⑤ 刺鍼及留鍼의 度=刺八分, 留六呼.

一二. 日月

① 所屬經名=足少陽膽經.

② 穴의 所在部位=第九肋軟骨附着部 尖端의 下方五分 內

　　及外斜腹筋中.

　　註釋=即 期門穴의 下五分 第九肋尖端의 下部.

③ 神經=肋間神經側穿行枝(混).

④ 血管=筋橫膈動, 靜脈及上腹壁動, 靜脈.

⑤ 刺鍼及留鍼의 度=刺七分.

三. 背及腰臀部의 穴所

一. 神道

① 所屬經名=督脈經(禁鍼穴).

② 穴의 所在部位=第四, 第五胸椎棘狀突起間僧帽筋의 部.

　　註釋=即 第五椎의 下陷中.

③ 神經=背椎神經後枝(混).

④ 血管=後肋間動, 靜脈의 背枝 外脊椎靜脈 叢.

⑤ 療法=灸三壯.

二. 腰兪

① 所屬經名=督脈經.

② 穴의 所在部位=薦骨과 尾閭骨과의 關節薦骨管裂孔, 腰

背筋膜中.

　　　　註釋=卽　第二十一椎의　下陷中.

③　神經=薦骨神經後枝(混).

④　血管=側薦骨動, 靜脈의　背枝.

⑤　刺鍼及留鍼의　度=刺三分, 留七呼.

三. 肺兪

①　所屬經名=足太陽膀胱經.

②　穴의　所在部位=第三胸椎棘狀突起　第四胸椎棘狀突起와의　間　外方約二指橫徑의　部　僧帽筋中의　位.

　　　　註釋=卽　三椎의　下, 脊柱의　兩傍一寸五分陷中.

③　神經=背椎神經後枝及肋間神經(混)　副神經及後胸廓神經(運).

④　血管=橫頸動, 靜脈, 上肋間動, 靜脈.

⑤　刺鍼及留鍼의　度=刺三分, 留七呼.

四. 心兪

①　所屬經名=足太陽膀胱經.

②　穴의　所在部位=第五胸椎棘狀突起와　第六胸椎棘狀突起와의　間　外方二指橫徑　僧帽筋中의　位.

　　　　註釋=卽　第五椎下, 脊柱의　兩傍一寸五分陷中.

③　神經=脊椎神經後枝及肋間神經(混)　副神經及後胸廓神經(運).

④　血管=後肋間動, 靜脈의　背枝.

⑤　刺鍼及留鍼의　度=刺三分, 留七呼.

五. 鬲兪(血會)

①　所屬經名=足太陽膀胱經.

②　穴의　所在部位=第七胸椎棘狀突起와　第八胸椎와의　間外

方約二指橫經 僧帽筋中의 部.

註釋=卽 七椎의 下, 脊柱의 兩傍一寸五分陷中.

③ 神經=背椎神經後枝及間神經(混) 副神經(運).

④ 血管=後肋間動 靜脈의 背枝.

⑤ 刺鍼及留鍼의 度=刺三分, 留七呼.

六. 膏肓

① 所屬經名=足太陽膀胱經.

② 穴의 所在部位=第四胸椎棘狀突起의 兩傍二寸僧帽筋中.

註釋=卽 第四椎의 下, 脊柱의 兩傍三寸陷中.

③ 神經=背椎神經後枝(混), 副神經及後胸廓神經(運).

④ 血管=橫頸動, 靜脈의 分枝 後肋間動, 靜脈.

⑤ 刺鍼及留鍼의 度=刺三分.

七. 腎兪

① 所屬經名=足太陽膀胱經.

② 穴의 所在部位=第一腰椎棘狀突起의 兩傍一寸, 腰背筋膜中.

註釋=卽 第十四椎의 下, 脊柱의 兩傍一寸五分陷中.

③ 神經=腰椎神經後枝(混).

④ 血管=腰動, 靜脈의 背枝.

⑤ 刺鍼及留鍼의 度=刺三分, 留七呼.

八. 環跳

① 所屬經名=足少陽膽經.

② 穴의 所在部位=大腿骨大轉子와 髀臼關節上緣과의 中間의 後部 大臀筋中.

註釋=卽 大腿關節外側 大腿關節의 折目 橫紋의 頭(側臥하여 이것을 取함).

③ 神經=上及下臀皮下神經(知) 上及下臀神經(運).

④ 血管=上臀動, 靜脈.

⑤ 刺鍼及留鍼의 度=刺一寸, 留二十呼.

三. 補遺穴部(五行穴原穴及普通穴部)

上肢及下肢部의 穴所

一. 少商

① 所屬經名及其他=手太陰肺經 (五行穴).

② 五行=井, 木.

③ 穴의 所在部位=現代解剖學的으로는 拇指第一節과 末節과의 關節部外角 長外轉拇節附着部이니 卽 拇指外側, 爪根을 去하기 一分.

③ 神經=正中及橈骨神經皮枝(知) 正中神經筋枝(運).

④ 血管=橈骨動, 靜脈終枝.

⑤ 刺鍼及留鍼의 度=刺一分 留一呼.

二. 三間

① 所屬經名及其他=手陽明大腸經, 兪木.(五行穴).

② 穴의 所在部位=現代解剖學的으로는 食指第一節基底의 外角 固有食指伸筋外緣이니 卽 示指의 外側 本節의 上陷中.

③ 神經=橈骨神經手背枝(知)

④ 血管=指背動, 靜脈.

⑤ 刺鍼及留鍼의 度=刺三分.

三. 靈道

① 所屬經名及其他=手少陰心經, 經金.(五行穴).

② 穴의 所在部位=現代解剖學的으로는 尺骨下部의 前内緣, 豆骨上二寸二分内尺骨筋腱의 外緣, 廻前方筋中의 部이니 卽 神門穴에서 少海穴에 向하기 二寸位.

③ 神經=中膊皮下神經(知) 尺骨神經(混).

④ 血管=尺骨動, 靜脈.

⑤ 刺鍼及留鍼의 度=刺三分.

四. 少海

① 所屬經名及其他=手少陰心經, 合水.(五行穴).

② 穴의 所在部位=現代解剖學的으로는 上膊骨内部上踝前面의 下際, 肘窩의 内側, 内膊筋停止部의 内緣이니 卽 上膊骨 内上踝尖端으로부터 曲澤穴에 向하여 五分의 陷中.

③ 神經=中膊皮下神經(知) 正中神經(混).

④ 血管=返廻尺骨動, 靜脈.

⑤ 刺鍼及留鍼의 度=刺五分.

五. 少澤

① 所屬經名及其他=手太陽小腸經, 井金. (五行穴).

② 穴의 所在部位=現代解剖學的으로는 小指背側, 爪根의 内側 總指伸筋腱의 停止部의 内緣이니 卽 小指内側 爪根을 去하기 一分.

③ 神經=尺骨神經指背枝(知)

④ 血管=尺骨動, 靜脈.

⑤ 刺鍼及留鍼의 度=刺一分 留二呼.

六. 間使

① 所屬經名及其他=手厥陰心包絡, 經金.(五行穴)

② 穴의 所在部位=前膊前面의 正中線 腕關節橫紋의 上方 二寸五分 長掌筋腱中이니 即 腕上三寸 兩筋의 間陷中.

③ 神經= 中膊皮下神經(知) 正中神經筋枝(運).

④ 血管=前骨間動, 靜脈.

⑤ 刺鍼及留鍼의 度=刺六分 留七呼.

七. 關衝

① 所屬經名及其他=手少陽三焦經, 井金(五行穴).

② 穴의 所在部位=環指爪根의 小指側 總指伸筋腱의 內緣 이니 即 環指內側, 爪根을 去하기 一分位.

③ 神經=尺骨神經手背枝(知)

④ 血管=指動, 靜脈.

⑤ 刺鍼及留鍼의 度=刺一分 留三呼.

八. 合谷

① 所屬經名及其他=手陽明大腸經 (原穴).

② 穴의 所在部位=第一, 第二掌骨背側의 中央部, 長伸拇 腱의 內緣, 骨間筋中이니 即 拇指掌骨과 示指掌骨과의 間인 岐骨의 前陷中.

③ 神經=橈骨神經手背枝(知) 正中神經深枝(運).

④ 血管=橈骨動, 靜脈手背枝.

⑤ 刺鍼及留鍼의 度=刺三分 留六呼.

九. 腕骨

① 所屬經名及其他=手太陽小腸經 (原穴).

② 穴의 所在部位=手背에 內緣, 尺骨莖狀突起의 直下五分 鉤狀骨과 第五掌骨과의 關節 外尺骨筋停止部이니 即 後 谿穴에서 指로써 推上하여 指止處.

③ 神經=尺骨神經手背枝(知).

④ 血管=腕骨背側動, 靜脈網.

⑤ 刺鍼及留鍼의 度=刺二分 留三呼.

一〇. 陽池

① 所屬經名及其他=手少陽三焦經 (原穴).

② 穴의 所在部位=前膊骨下端과 腕骨上膊과의 聯接部背面의 中央 總指伸筋腱中이니 卽 腕背面의 中央 陽谷穴과 陽谿穴과의 中間.

③ 神經=後下膊皮下神經(知) 橈骨神經深枝(運).

④ 血管=腕骨背側動, 靜脈.

⑤ 刺鍼及留鍼의 度=刺三分 留三呼.

一一. 上廉

① 所屬經名及其他=手陽明大腸經 (普通穴)

② 穴의 所在部位=橈骨外後緣 橈骨小頭下膊橈骨筋 長外橈骨筋間의 部이니 卽 三里穴의 下一寸의 部.

③ 神經=外膊皮下神經(知) 橈骨神經淺枝(知) 及同深枝(運).

④ 血管=橈骨動, 靜脈分枝, 頭靜脈.

⑤ 刺鍼及留鍼의 度=刺五分.

一二. 內關

① 所屬經名及其他=手厥陰心包絡經(普通穴)

② 穴의 所在部位=前膊前面의 正中線, 腕關節橫紋의 上一寸五分, 長掌筋腱中의 部이니 卽 腕上二寸位, 兩筋의 間陷中.

③ 神經=中膊皮下神經(知) 正中神經筋枝(運).

④ 血管=前骨間動, 靜脈.

⑤ 刺鍼及留鍼의 度=刺三分.

一三. 衝陽

① 所屬經名及其他=足陽明胃經 (原穴).

② 穴의 所在部位=足背의 高處, 十字靭帶의 下方五分 長及短伸拇筋間이니 卽 足背의 高處 跗骨의 間 動脈中.

③ 神經=淺腓骨神經末枝(知) 深腓骨神經筋枝(運).

④ 血管=足背動, 靜脈網.

⑤ 刺鍼及留鍼의 度=刺三分 留十呼.

一四. 京骨

① 所屬經名及其他=足太陽膀胱經(原穴)

② 穴의 所在部位=足背와 足蹠의 境界部 骰子骨과 第五蹠骨과의 關節部 外轉小趾端의 上際이니 卽 背, 蹠境界部 外結節(等五趾骨後端)의 下際.

③ 神經=腓骨神經交通枝(知)外足蹠神經(運)

④ 血管=腓骨動, 靜脈.

⑤ 刺鍼及留鍼의 度=刺三分 留七呼.

一五. 丘墟

① 所屬經名及其他=足少陽膽經 (原穴).

② 穴의 所在部位=外踝의 前下方 稍陷部長總趾伸筋腱의 外側이니 卽 第四趾를 通하여 外踝의 前下隅前에 偏한 處.

③ 神經=淺腓骨神經末枝(知) 深腓骨神經筋枝(運).

④ 血管=足背動, 靜脈.

⑤ 刺鍼及留鍼의 度=刺五分 留七呼.

一六. 公孫

① 所屬經名及其他=足太陰脾經 (普通穴).

② 穴의 所在部位=第一蹠骨基底의 豊隆部의 前內側陷凹中

外轉拇筋中이니 卽 拇趾의 內側本節의 後一寸位.

③ 神經=사후헤나神經(知) 脛骨神經筋枝(運).

④ 血管=足背動, 靜脈.

⑤ 刺鍼及留鍼의 度=刺四分 留十呼.

一七. 僕參

① 所屬經名及其他=足太陽膀胱經 (普通穴)

② 穴의 所在部位=跟骨結節의 後下部 아킬레스腱停止部의 外下部이니 卽 崑崙穴의 下跟骨의 外側割目과 如한 陷中.

③ 神經=脛骨神經交通枝(知).

④ 血管=腓骨動, 靜脈.

⑤ 刺鍼及留鍼 度=刺五分 留十呼.

一八. 三陰交

① 所屬經名及其他=足太陰脾經 (普通穴).

② 穴의 所在部位=脛骨의 後內緣, 內踝의 上方二指橫經, 長總趾屈筋中의 部이니 卽 脛骨後緣, 內踝의 上三寸, 長總趾屈筋前陷中.

③ 神經=사후헤나神經(知) 脛骨神經(混).

④ 血管=後脛骨動, 靜脈.

⑤ 刺鍼及留鍼의 度=刺三分 留七呼.

一九. 承山

① 所屬經名及其他=足太陽膀胱經(普通穴)

② 穴의 所在部位=下腿後面, 膝膕窩橫紋(슬괵와횡문)中央의 下五寸五分 腓腸筋部의 位이니 卽 下腿의 後面高肉下垂部의 中央陷中 踵으로부터 壓上하여 指止處 伏하야 足을 擧하면 腓에 力强하는 處.

③ 神經=脛骨神經腸筋枝(知) 脛骨神經筋枝(運).

④ 血管=後脛骨動, 靜脈의 分枝, 小사후헤나靜脈.

⑤ 刺鍼及留鍼의 度=刺七分.

二〇. 膝關

① 所屬經名及其他=足厥陰肝經 (普通穴).

② 穴의 所在部位=脛骨內關節髁의 下方一寸五分 腓腸筋部
이니 卽 犢鼻穴의 橫下二寸位.

③ 神經=사후헤나神經(知) 脛骨神經筋枝(運).

④ 血管=後脛骨動, 靜脈分枝.

⑤ 刺鍼及留鍼의 度=刺四分.

二一. 絶骨(懸鐘)

① 所屬經名及其他=足少陽膽經 (普通穴).

② 穴의 所在部位=腓骨의 前緣, 外踝의 上方三指橫經, 短
腓骨筋의 前側이니 卽 陽轉穴의 下一寸 外踝의 上三寸.

③ 神經=淺腓骨神經末枝(知) 同筋枝(運).

④ 血管=前脛骨動, 靜脈.

⑤ 刺鍼及留鍼의 度=刺六分 留七呼.

二二. 風市

① 所屬經名及其他=足少陽膽經 (普通穴).

② 穴의 所在部位=大腿外側의 正中線에서 外上髁의 上五
寸五分外大股筋中이니 卽 大腿의 外側에서 膝上七寸 外
大股筋中의 部(膝上外廉(바깥쪽) 兩筋中에 있나니 손을
늘어뜨리어 넓적다리(腿)에 대서 장손가락 끝이 닿는데
(中指端盡處)가 거기다.

③ 神經=外股皮下神經(知) 股神經(運).

④ 血管=外廻旋肢動, 靜脈.

⑤ 刺鍼及留鍼의 度=刺三分 留七呼.

二三. 「十宜穴」=左右열손가락끝(十指尖) 손톱(爪甲)과 相去하기 一分되는데.

二四. 「八邪穴」=다섯손가락(手第一, 第二, 第三, 第四, 第五指) 붙은 사이(岐骨間)에 一穴式 ① 大都, ② 上都, ③ 中都, ④ 下都의 四穴 左右 合計 八穴이다.

第八章 舍岩選用諸經穴及手法圖表一覽

一. 舍岩十二補瀉選用經 早見表

手陰足陽		手之三陽經			足之三陽經		
生克	臟腑	① 大陽 金	② 小腸 火	③ 三焦 火	① 胃 土	② 膀胱 水	③ 膽 木
母		胃	膽	膽	小腸	肺	膀胱
子		膀胱	胃	胃	大腸	膽	心
官		小腸	膀胱	膀胱	膽	胃	肺

手陰足陽		手之三陽經			足之三陽經		
生克	臟腑	① 肺 金	② 心 火	③ 心包 火	① 脾 土	② 腎 水	③ 肝 木
母		脾	肝	膽	心	肺	腎
子		腎	脾	胃	肺	肝	心
官		心	腎	膀胱	肝	脾	肺

註=例하면 大腸金經은 胃土經이 母가 되고 膀胱水經은 子가 되며 小腸火經은 官이 되는 것과 같다. 他經이 모두 같다.

二. 舍岩十二經五行穴 早見表

陰經	肺經(金)	心經(火)	心包經(火)	脾經(土)	腎經(水)	肝經(木)	陽經	大腸(金)	小腸(火)	三焦(火)	胃經(土)	膀胱(水)	膽經(木)
井木	少商	少衝	中衝	隱白	湧泉	大敦	井金	商陽	少澤	關衝	厲兌	至陰	竅陰
滎火	魚際	少府	勞宮	大都	然谷	行間	滎水	二間	前谷	液門	內庭	通谷	俠谿
俞土	太淵	神門	太陵	太白	太谿	太衝	俞木	三間	後谿	中渚	陷谷	束骨	臨泣
經金	經渠	靈道	間使	商丘	復溜	中封	經火	陽谿	陽谷	支溝	解谿	崑崙	陽輔
合水	尺澤	少海	曲澤	陰陵泉	陰谷	曲泉	合土	曲池	小海	天井	三里	委中	陽陵泉

230

三. 舍岩補瀉選用穴 早見表

十二經		肺	大腸	胃	脾	心	小腸	膀胱	腎	心包	三焦	膽	肝
虛證의境遇(五格=補하려면)	補	太白	三里	陽谷	少府	大敦	臨泣	商陽	經渠	大敦	臨泣	通谷	陰谷
		太淵	曲池	解谿	大都	少衝	後谿	至陰	復溜	中衝	中渚	俠谿	曲泉
	瀉	少府	陽谷	臨泣	大敦	陰谷	通谷	三里	太白	陰谷	通谷	商陽	經渠
		魚際	陽谿	陷谷	隱白	少海	前谷	委中	太谿	曲澤	液門	竅陰	中封
實證의境遇(勝格=瀉하려면)	補	少府	陽谷	臨泣	大敦	陰谷	通谷	三里	太白	陰谷	通谷	商陽	經渠
		魚際	陽谿	陷谷	隱白	少海	前谷	委中	太谿	曲澤	液門	竅陰	中封
	瀉	陰谷	通谷	商陽	經渠	太白	三里	臨泣	大敦	太白	三里	陽谷	少府
		尺澤	二間	廳兌	商丘	神門	小海	束骨	湧泉	太陵	天井	陽輔	行間

231

四. 舍岩寒熱選用穴 早見表

十二經		肺	大腸	胃	脾	心	小腸	膀胱	腎	心包	三焦	膽	肝
寒證의 境遇 (熱하게 하려면)	補	少府	陽谷	解谿	大都	少府	陽谷	陽谷	少府	少府	支溝	陽輔	行間
		魚際	解谿	陽谷	少府	然谷	崑崙	崑崙	然谷	勞宮	崑崙	陽谷	少府
	瀉	尺澤	二間	內庭	陰陵泉	少海	前谷	前谷	陰谷	曲澤	液門	俠谿	陰谷
		陰谷	通谿	通谷	陰谷	陰谷	通谷	通谷	少海	少海	通谷	通谷	曲泉
熱證의 境遇 (寒하게 하려면)	補	尺澤	二間	內庭	陰陵泉	少海	前谷	前谷	陰谷	曲澤	液門	俠谿	陰谷
		陰谷	通谷	通谷	陰谷	陰谷	通谷	通谷	少海	少海	通谷	通谷	曲泉
	瀉	太白	陽谷	三里	太白	少府	少海	三里	太白	太白	支溝	委中	太衝
		太淵	解谿	委中	太谿	然谷	三里	委中	太谿	太陵	崑崙	陽陵泉	太白

第九章 舍岩五行正理 神鍼歌

[1] 中風語澁癱瘓(란한)證은 先補大敦 太白瀉라.

解曰=中風으로 해서 말이 어눌하고 한쪽 手足을 못쓰는 病은 먼저 大敦穴을 補하고 다음에는 太白穴을 瀉하여야 한다.

[2] 偏風(편풍) 口喎(와)及肝實이니 勞宮補後照海瀉라.

解曰=쪽바람으로 입이 삐뚤어진 것은 肝이 實해 그런 것이니 勞宮穴을 補한 後에 照海穴을 瀉하여야 한다.

[3] 口眼喎斜小海補오 然谷瀉後目然安이라.

解曰=입과 눈이 삐뚤어진 데는 먼저 小海穴을 補하고 나중에 然谷穴을 瀉하면 저절로 낫는다.

[4] 偏風蠕(순) 動及心實이니 小海補後太白瀉라.

解曰=쪽바람을 맞아 씰룩거리는 것은 心이 實해서 그런 것이니 小海穴을 補한 後에 太白穴을 瀉하라.

[5] 痛風歷節腎經虛니 先補經渠太白瀉라.

解曰=痛風으로 해서 뼈마디가 물어뜯는 것같이 아픈 것은 腎經이 虛해 그런 것이니 먼저 經渠穴을 補하고 나중에 太白穴을 瀉하라.

[6] 角弓反張大腸虛니 三里補後陽谿瀉하라.

解曰=활처럼 뒤로 꾸부러지는 것은 大腸의 虛이니 三里穴를 補한 뒤에 陽谿穴을 瀉하라.

[7] 風證三里曲池補오 魚際陷谷瀉目安이라.

解曰=大體로 中風에는 三里穴과 曲池穴을 補하고 魚際穴

과 陷谷을 瀉하면 저절로 낫는다.

[8] 風丹亦是三里오 陽谷瀉後目然安이라.

解曰=風丹도 또한 三里穴을 補하고 陽谷穴을 瀉하면 저
절로 낫는다.

[9] 風眩肝勝格이오 濕眩中腕正이라.

解曰=風으로 해서 된 어질病은 肝勝格을 써야 하며 濕으
로 해서 온 어질病은 中腕穴을 正하면 된다.

[10] 痰眩少府魚際補이오 太白太淵瀉肺實이라.

解曰=痰으로 해서 된 어질病은 少府穴과 魚際穴을 補하
고 太白穴과 太淵穴을 瀉하여 肺勝格을 쓰라.

[11] 癎疾證時動左手는 乃是肝實用勝格하라.

解曰=癎疾發作時에 왼손을 내젓는 것은 肝이 實해 그런
것이니 肝勝格을 쓰라.

[12] 左邊手足先動搖도 乃是肺實亦當勝이라.

解曰=癎疾에 바른쪽 手足을 먼저 내흔드는 것도 肺實이
니 또한 肺勝格을 쓰라.

[13] 白濁不淸肥豊滿이니 正時脾實勝格當이라.

解曰=小便이 뿌옇고 맑지 못한 것은 몸이 부대해 그런
것이니 脾勝格을 쓰는 것이 妥當할 것이다.

[14] 風懿(의)奄忽不知人은 能治十宜最爲妙라.

解曰=卒中發作으로 人事不省이 된 뒤에는 열 손가락에
있는 十宜穴을 取하는 것이 가장 妙하다.

[15] 涎泄如浪奈何治아 宜通八邪亦目安이라.

解曰=침을 질질 흘리는 것은 어떻게 治療할 것인가 八邪
穴을 通해주면 저절로 낫는다.

[註]八邪라 함은 손 다섯 손가락 岐骨 卽 손가락뼈가 서로 붙은 틈바귀니 ① 大都(엄지손가락과 집게손가락 사이) ② 上都(집게와 장손가락 사이) ③ 中都(장손가락과 무명지 사이) ④ 下都(무명지와 새끼손가락 사이) 등 四穴의 左右, 共八穴이므로 八邪라 한다.

[16] 小兒驚風太衝補하고 合谷少府瀉目安이라.

解曰=小兒驚風에는 太衝穴을 補하고 合谷穴과 少府穴을 瀉하면 저절로 낫는다.

[17] 素有癰癖發驚風엔 太衝補後合谷瀉하라.(右治)

解曰=元來부터 滯症이 있어 驚風을 發하거던 太衝穴을 補한 뒤에 合谷穴을 瀉하라.(오른쪽을 治療한다)

[18] 頭痛勞宮少府瀉오 偏頭列缺絶骨瀉라. (絶骨은 懸鍾의 異名)

解曰=頭痛에는 勞宮穴과 少府穴를 瀉하여야 하며 偏頭痛(쪽골치 아픈 것)에는 列缺穴과 懸鐘穴을 瀉하여야 한다.

[19] 耳鳴頭痛乃痰厥이니 絶骨風池補後安이라.

解曰=귀에서 소리가 나고 머리가 아픈 것은 痰厥이어서 그런 것이니 絶骨穴과 風池穴를 補한 後에야 낫는다.

[20] 眉稜骨痛臨泣瀉오 耳輪廓痛少府瀉라.

解曰=눈섭뇌가 아픈 것은 臨泣穴을 瀉해야하고 귀테두리가 아픈 데는 少府穴을 瀉하여야 한다.

[21] 赤眼百會出血美오 靑盲腎正雀肝正이라.

解曰=눈이 빨간 데는 百會穴에 피(血)을 내는 게 좋으며 멀거니 뜨고도 못 보는 靑盲證에는 腎正格을 써야하고 밤눈이 어둔 雀眼證에는 肝正格을 써야 한다.

[22] 耳鳴膀正聾腎正이오 肺正鼻塞亦暴瘖이다.

解曰=귀에서 소리가 날 적에는 膀胱正格을 귀가 먹었거든 腎正格을 써야하며 코가 막힌 데다 별안간 말 못하는 데에는 肺正格을 써야 한다.

[23] 口疳腋門中渚補오 陽谷瀉之卽 安康이라.

解曰=입에 疳瘡난 데는 腋門穴과 中渚穴을 補하고 陽谷을 瀉하면 곧 安康해진다.

[24] 重舌心正又肝正이오 單蛾又用肝正格이라.

解曰=덧 혓바닥이 나는 데는 心正格, 또는 肝正格을 써야하며 목구멍이 한쪽만 붓는 데에도 또한 肝正格을 써야 한다.

[25] 喉痺先用胃正格하고 腋門補後陽池瀉라.

解曰=喉痺瘡에는 먼저 胃正格을 쓰고 腋門穴을 補한 뒤에 陽池穴을 瀉하여야 한다.

[26] 項上結核大腸正이오 龜胸龜背肺正當이라.

解曰=모가지에 멍울이 선 데는 大腸正格을 써야하며 안팎 곱사등에는 肺正格이 妥當하다.

[27] 委中三里崑崙腰오 折上宜用大腸正이라.

解曰=腰痛에는 委中穴과 三里穴과 崑崙穴을 鍼하여야 하고 부러진 데에는 大腸正格을 써야 한다.

[28] 肩臂不擧痛難當엔 二間陽谷補後安이라.

解曰=어깨와 팔을 들 수가 없고 아파서 견딜 수 없는 데에는 二間穴과 陽谷穴을 補하면 낫는다.

[29] 關格四關陰交補오 泄瀉內庭陰交瀉라.

解曰=間格에는 四關穴과 三陰交穴을 補하여야 하며 泄瀉

에는 內庭穴과 三陰交穴를 瀉하여야 한다.

[30] 內傷食積脾正格이오 嘔噦(얼)胃虛用正格이라.

解曰=內傷으로 食積이 滯한 데에는 脾正格을 써야하며 기우고 오역질하는 것은 胃가 虛해 그런 것이니 胃의 正格을 써야 한다.

[31] 嘔吐脾正郞 如常이오 呑酸肝正亦要知라.

解曰=嘔하고 吐하는 데는 脾正格이면 고만이오 신기트림 하는 데는 肝正이라야 되는 것을 또한 알아야 한다.

[32] 咳嗽宜補腕骨穴이오 尺澤瀉後能奏功이라.

解曰=咳嗽에는 마땅히 腕骨穴을 補하고 尺澤穴을 瀉한 후라야 奏功한다.

[33] 嘈難胃定効如神이오 支飮肝正應如響이라.

解曰=속이 닦는 것같이 쓰릴 때에는 胃正格을 쓰면 그 効驗이 귀신 같으며 支飮에 肝正格을 쓰면 북채로 북을 쳐서 곧 소리가 나는 거와 같다.

[34] 疝如奔豚用腎正이나 左先腫者用肝正이다.

解曰=疝證의 腎積의 奔豚과 같이 치미는 데에는 腎正을 써야하나 왼쪽이 먼저 붓는 데에는 肝正을 써야 한다.

[35] 右睾腫者肺正格이오 橫骨結核僕參(복삼)穴이라.

解曰=오른쪽 불알이 붓는 데에는 肺正格을 써야하고 橫骨(불두덩)에 結核이 있는 데는 僕參穴을 鍼하여야 한다.

[36] 乳腫單瀉太淵穴이오 又瀉經渠病自이라.

解曰=乳腫에는 太淵한 穴만 瀉하고 또 經渠穴을 瀉하면 병이 저절로 낫는다.

[37] 崩中帶下最難當엔 商陽至陰陰交補라.

解曰=女子의 血崩과 帶下로 걷잡을 수가 없는데는 商陽
穴과 至陰穴과 三陰交穴을 補하면 된다.

[38] 大便不通大腸正이오 小便膀正通谷補라.

解曰=大便不通에는 大腸正格을 써야하며 小便不通에는
膀胱正格을 쓰고 다시 通谷穴을 補하여야 한다.

[39] 夢泄腎正然谷瀉오 遺精腎虛用正格이라.

解曰=夢泄에는 腎正格을 쓰고도 然谷을 瀉하여야 하며
遺精은 腎虛인지라 腎正을 써야 한다.

[40] 黃疸須脾正格이오 疔腫單瀉大腸이라.

解曰=黃疸에는 모름지기 脾正格을 써야하나 (一字未詳으
로 意味不通)

[41] 白屑風瘡最難當이나 肺主皮毛用正格하라.

解曰=白屑風瘡은 가장 惡質的이나 肺는 皮毛를 主張하는
지라 肺正格을 쓰면 고만이다.

[42] 飽衣陰交合谷瀉오 落胎陰交補莫遲하라.

解曰=後産 못하는 데에는 三陰交穴과 合谷穴을 瀉하여야
하나 落胎에는 速히 三陰交를 補하여야 한다.

[43] 副因難産三陰交오 譫語心正最爲宜라.

解曰=副因難産에는 三陰交穴을 瀉하여야되며 譫語에는
心正格을 쓰는 것이 가장 妥當하다.

[44] 男女全身脹滿證엔 大敦少衝補陰谷瀉라.

解曰=男女全身脹滿證에는 大敦穴과 少衝穴을 補하고 陰
谷穴을 瀉하여야 한다.

[45] 血糞大正或肝正이오 喉浮不飮用心正이라.

解曰=피똥 누는 데는 大腸正格을 쓰는 것이나 或은 肝正

格도 無妨하며 목구멍이 부어서 물 한 모금 못 넘기는
데는 心正格을 써야 한다.

[46] 産後腹痛心正格이오 膝酸宜用肺正格이라.

解曰=産後腹痛에는 心正格이 妥當하고 무릎이 신 데에는
肺正格을 써야 한다.

[47] 酒滯太白太淵補오 大敦隱白瀉後安이라.

解曰=酒滯에는 太白穴과 太淵穴을 補하고 大敦穴과 隱白
穴을 瀉한 후에야 낫는다.

[48] 橫骨結核太衝補오 飮冷物滯肝正格이라.

解曰=불두덩에 멍울이 선 데는 太衝을 補하여야 하고 冷
物을 먹고 막힌 데에는 肝正格이 좋다.

[49] 癮疹宜用大腸之正格이오 多産腹痛四關三陰補라.

解曰=두드러기에는 大腸正格이 좋으며 多産腹痛에는 四
關穴과 三陰交穴을 補해야 한다.

[50] 狗肉滯少衝補合谷瀉오 偏頭痛絶骨瀉列缺瀉라.

解曰=개고기 滯한 데는 少衝穴을 補하고 合谷穴을 瀉하
여야하며 偏頭痛에는 絶骨穴도 列缺穴도 모두 瀉하여야
한다.

[51] 滯病諸證三里內庭瀉오 色後傷寒三陰交腎正이라.

解曰=滯病 모든 證에는 三里穴과 內庭穴을 瀉해야하고
色後傷寒에는 三陰交穴을 鍼하고 또 腎正格을 써야 한다.

[52] 菜疸脾正格이오 肉疸心正格이라.

解曰=菜毒에는 脾政格을 써야하며 肉滯로 된 疸에는 心
正格이 妥當하다.

[53] 熱咳大敦中封補오 天突穴太白太淵瀉라.

解曰=熱로 된 기침에는 大敦穴과 中封穴을 보하여야 하고 天突穴과 太白穴과 太淵穴을 瀉해야 한다.

[54] 風咳大敦湧泉補오 曲泉太白太衝瀉라.

解曰=風으로 된 기침에는 大敦穴과 湧泉穴을 補해야하고 曲泉穴과 太白穴과 太衝穴을 瀉해야 한다.

[55] 氣咳陰谷經渠補오 天突尺澤陰陵瀉라.

解曰=氣로 된 기침에는 陰谷穴과 經渠穴을 補해야하고 天突穴과 尺澤穴과 陰陵泉을 瀉해야 한다.

[56] 寒嗽當有惡寒證이니 腎正用後効如響이라.

解曰=寒으로 된 기침에는 으레 惡寒證이 있는 法인데 腎正格을 쓴다면 그 効驗이 북채로 북을 치면 소리 나는 거와 같다.

[57] 哮喘天突丹田瀉오 腋門解谿補後中渚陷谷瀉라.

解曰=목구멍에서 골골 소리가 나고 숨찬 證은 天突穴과 丹田穴을 瀉하고 腋門穴과 解谿穴을 補한 後에 다시 中渚穴과 陷谷穴을 瀉하면 有効하다.

[58] 先血後瀉脾正格이오 單純赤色腎正格이라.

解曰=먼저 피(血)가 뵈고 뒤에 瀉하는 痢疾에는 脾正格이 좋으며 단순한 赤痢에는 腎正格이 有効하다.

[59] 諸呃宜用大腸正이오 久病呃時心正格이라.

모든 「딸꾹질=피기」에는 大腸正格을 써야하나 久病 後에 나는 딸꾹질에는 心正格을 써야 한다.

[60] 嘈雜傷脾脾正格이오 噯噯中腕骨正格이라.

解曰=속이 문지르는 것같이 쓰린 데는 脾正格을 써야하고 헛욕지거리와 트림하는데는 中腕과 또는 胃正格을 써

240

야 한다.

[61] 暴泄脾正格이오 濕泄胃正格이라.

　解曰=별안간 나는 泄瀉에는 脾正格을 써야 하고 濕으로
　해서 泄瀉하는데는 胃正格을 써야 한다.

[62] 濡泄經渠陰谷補하고 太白太淵瀉自安이라.

　解曰=濡泄(第二十參章 濡泄見證條三照)에는 經渠穴과 陰
　谷穴을 補하고 太白穴과 太淵穴을 瀉하면 저절로 낫는다.

[63] 行痺之痛膽勝格이오 白虎歷節肺勝格이라.

　解曰=行痺에는 膽勝格을 써야하고 白虎歷節風에는 肺勝
　格을 써야 한다.(二條 共히 第三十三章 痛風條의 行痺 및
　白虎風見證參照)

[64] 婦人頭痛腎正格이오 頸項頭痛肝正格이라.

　解曰=婦人頭痛에는 腎正格을 써야 하고 頸項痛에는 肝正
　格을 써야 한다.

[65] 一切暑證心正格이오 燥證宜用肺正格이라.

　解曰=一切暑證에는 心正格을 써야하고 燥證에는 肺正格
　을 쓰는 것이 妥當하다.

[66] 懸飮少府太白補오 亦用陰谷少海瀉라.

　解曰=懸飮에는 少府穴과 太白穴을 補해야 하고 陰谷穴과
　少海穴을 瀉해야한다.(以下 留飮, 痰飮, 熱痰과 함께 第九
　章 痰飮條參照)

[67] 留飮然谷三里補오 臨泣陷谷瀉後安이라.

　解曰=留飮에는 然谷穴과 三里穴을 補하고 臨泣穴과 陷谷
　穴을 瀉한 후에 저절로 낫는다.

[68] 痰飮少府魚際補오 亦用尺澤陷谷瀉라.

解曰=痰飮에는 少府穴과 魚際穴을 補해야하고 尺澤穴과
陷谷穴을 瀉해야 한다.

[69] 熱痰無痰喘息長이니 補大敦隱白而瀉神門太白이라.

解曰=熱痰은 痰이 없고 가쁘며 숨결이 기니 大敦穴과 隱
白穴을 補하고 神門穴과 太白穴을 瀉해야 한다.

[70] 項脊如錘膽正格이오 筋骨如折大腸正이라.

解曰=項과 脊이 쇳덩어리를 넣고 누르는 것같이 아픈 것
은 膽正格을 써야하고 筋과 骨이 부러지는 것 같은 데는
大腸正格을 써야 한다.

[71] 屈伸刺痛腎正格이오 張弓弩弦肺正格이라.

解曰=꾸부리고 펴는데 쑤시고 아픈 데는 腎正格을 써야
하고 머리가 발에 닿을 만큼 꾸부러진 證에는 肺正格을
써야 한다.

[72] 右脇肺正左肝正이오 脾中彎痛脾正格이라.

解曰=右脇痛에는 肺正格을 써야하며 左脇痛에는 肝正格
을 써야하고 脾가 彎痛한 데는 脾正格을 써야 한다.

[73] 白眚醫膜肺正格이오 上下生肉胃正格이라.

解曰=흰자 위에 白苔가 끼는 데는 肺正格을 써야하고 上
下眚에서 고깃덩이가 자라나는 데는 胃正格을 써야 한다.

[74] 上齒通谷內庭補오 陽谷解谿瀉後安이라.

解曰=上齒痛에는 通谷穴과 內庭穴을 補하고 陽谷穴과 解
谿穴을 瀉하면 낫는다.

[75] 下齒陰陵尺澤補오 三里絶骨瀉 卽 止라.

解曰=下齒痛에는 陰陵泉과 尺澤穴을 補하고 三里穴과 絶
骨穴을 瀉하면 곧 그친다.

[76] 鼻塞肺寒肺正格이오 鼻痔鼻瘡腎正格이라.

解曰=鼻塞은 肺寒이니 肺正格을 써야 하고 鼻痔와 鼻瘡
에는 腎正格을 써야 한다.

[77] 鼻血不止脾正格이오 通谷太衝行間瀉라.

解曰=코피가 그치지 않는 데는 脾正格을 쓰고도 다시 通
谷, 太衝, 行間穴을 瀉해야 한다.

[78] 損血陰谷曲泉補하고 咳血太白太淵補라.

解曰=損血된 데에는 陰谷, 曲泉穴을 補하고 咳血에는 太
白, 太淵穴을 補해야 한다.

[79] 筋攣肝正格이오 痿躄肺正格이다.

解曰=筋攣에는 肝正格을 써야하고 痿躄에는 肺正格을 써
야 한다.

[80] 痲痺不足三里補오 浮酸有痛豊隆瀉라.

解曰=手足이 痲痺된 데에는 三里穴을 補하고 뼈마디가
붓고 신 데에는 豊隆穴을 瀉해야 한다.

[81] 風入背部腸鳴痛과 寒邪入腸大腸正이라.

解曰=風이 背部에 入하여 배에서 꾸루룩 소리가 나며 아
픈 것과 寒邪가 腸에 入한 데는 大腸正格을 써야 한다.

[82] 火癪痛甚心正格이오 胃虛脹痛胃正格이라.

解曰=婦人에게 흔히 있는 病으로 火로 해서 아픈 데는
心正格을 써야하고 胃가 虛하여 脹痛한 데는 胃正格을
써야 한다.

[83] 臍上淋痛肺正格이오 臍下淋痛腎正格이라.

解曰=배꼽 위가 쌀쌀 아픈 데는 肺正格을 써야하고 배꼽
아래가 쌀쌀 아픈 데는 腎正格을 써야 한다.

[84] 肝衰引痛肝正格이오 血虛定痛小腸正이라.

　解曰=肝氣가 衰하여 땅기고 아픈 데는 肝正格을 써야하
　고 血虛로 해서 一定한 곳이 아픈 데는 小腸正格을 써야
　한다.

[85] 轉筋心熱丹田正하고 四關迎後十宜瀉라.

　解曰=轉筋은 心熱이니 丹田穴을 正하고 四關穴을 迎하고
　十宜穴을 瀉하라.

[86] 霍亂己死有溫氣엔 太三補而合谷瀉라.

　解曰=霍亂에 이미 죽었더라도 가슴에 더운 기운만 있거
　든 太衝穴과 三里穴을 補하고 合谷穴을 瀉하라.

[87] 悶亂陰谷少海補오 中脘陽谷少府瀉라.

　解曰=霍亂悶亂에는 陰谷, 少海穴을 補하고 中脘, 陽谷,
　少府穴을 瀉하라.

[88] 胃痛胃正格이오 脾痛脾正格이라.

　解曰=胃痛에는 胃正格을 써야하고 脾痛에는 脾正格을 써
　야 한다.

[89] 吐血之證三里迎이오 陰谷補而中封瀉라.

　解曰=피(血)를 吐하는 데는 三里穴을 迎한 뒤에 陰谷穴
　을 補하고 中封穴을 瀉해야 한다.

[90] 衄血之中通谷補오 行間瀉而太衝正이라.

　解曰=衄血에는 通谷穴을 補하고 行間穴을 瀉한 다음에
　太衝穴을 正해야 한다.

[91] 鼻瘜(비식) 肝傷肝正格이오 鼻壅三焦正格可라.

　解曰=鼻瘜은 肝傷이니 肝正格을 써야하고 鼻壅에는 三焦
　正格을 써야 한다.

[92] 鼻涕臨泣陷谷補하고 陽谷陽谿瀉自安이라.

解曰=鼻涕에는 臨泣, 陷谷穴을 補하고 陽谷, 陽谿穴을 瀉하면 저절로 낫는다.

[93] 喉痺腎傷經渠補오 崑崙腋門中渚瀉라.

解曰=喉痺는 腎傷이니 經渠穴을 補하고 崑崙, 腋門, 中渚穴을 瀉하라.

[94] 單蛾肝傷陰谷補오 商陽腋門中渚瀉라.

解曰=單蛾는 肝傷이니 陰谷穴을 補하고 商陽, 腋門, 中渚穴을 瀉하라.

[95] 雙蛾腋門大敦補오 陽池關衝瀉後安이라.

解曰=雙蛾는 腋門, 大敦穴을 補하고 陽池, 關衝穴을 瀉하면 저절로 낫는다.

[96] 不嗜飲食證內庭과 厲兌 隱白 陰陵泉.

解曰=飲食이 맛이 없는 證에는 內庭, 厲兌, 隱白, 陰陵泉穴을 鍼하라.

[97] 熱脹陰谷曲泉補하고 丹奪太白神門瀉라.

解曰=熱脹에는 陰谷, 曲泉穴을 補하고 太白, 神門穴을 瀉한 다음에 丹田穴을 奪하라.

[98] 氣脹少府勞宮迎이오 膏正湧泉然谷瀉라.

解曰=氣脹에는 少府勞宮穴을 迎하고 膏肓穴을 正한 다음에 湧泉, 然谷穴을 瀉한다.

[99] 水脹太白太谿補하고 水斜經渠復溜瀉라.

解曰=水脹에는 먼저 水分穴을 斜하고 太白, 太谿穴을 補한 뒤에 經渠, 復溜穴을 瀉한다.

[100] 穀脹神門太淵오 中正魚際大都瀉라.

解曰=穀脹에는 먼저 中脘穴을 正하고 神門, 太淵穴을 瀉
한 다음, 魚際, 大都穴을 瀉한다.

[101] 濕滿臨泣陰谷瀉오 氣海迎後陽谷補라.

解曰=濕滿에는 먼저 氣海穴을 迎한 다음 陽谷穴을 補하
고 다시 臨泣, 陰谷穴을 瀉하라.

[102] 鶴膝風是最惡證이니 中脘正後環跳瀉라.

解曰=鶴膝風은 가장 惡한 證이니 中脘穴을 正한 後에 環
跳穴을 瀉하라.

第十章 樂浪老夫施鍼歌

(勿失經而施鍼經을 잃지 말고 施鍼하라)

[1] 鍼之理方玄微하니 察陰陽而補瀉하라.

解曰=침의 理致가 바야흐로 玄微하니 陰陽을 살펴서 補하고 瀉하라.

[2] 男之左方爲陽이오 女之右方爲陽이라.

解曰=男子는 왼쪽이 陽이 되고 女子는 오른쪽이 陽이 된다.

[3] 午前時方爲陽이오 午後時方爲陰이라.

解曰=午前이 陽이 되고 午後가 陰이 된다.

[4] 男左批之爲補오 女右批之爲補라.

解曰=男子는 왼쪽으로 비비는 게 補가 되고 女子는 오른쪽으로 비비는 게 補가 된다.

[5] 補之批方九九오 瀉之批方六六이라.

解曰=補하는 데 비비는 方法은 九九數로 하고 瀉하는 데 비비는 方法은 六六으로 한다.

[6] 法九三而三六은 數之少陽少陰이라.

解曰=法을 九三과 三六으로 하는 것은 少陽少陰數가 그렇고.

[7] 又九九而六六은 數之老陽老陰이라.

解曰=또 九九와 六六으로 한 것은 老陽老陰數가 그렇다.

[8] 穴有六十六穴하니 勿失經而尋穴하라.

解曰=肺, 脾. 心, 腎, 包絡, 肝等經의 井, 滎, 兪, 經, 合,

五穴식과 大腸, 胃, 小腸, 膀胱, 三焦, 膽等經의 井, 滎, 兪, 原, 經, 合, 六穴식 總合 六十六穴이니 經을 잃지 말고 찾아야 한다.

[9] 左手探其穴處하여 以爪擖而切十하라.

解曰=왼손으로 그 穴處를 探査해가지고 손톱으로 적이기를 열 번을 한 後에.

[10] 右之手方持鍼하고 珍重下而淺深이라.

解曰=오른손으로 鍼을 가지고 淺, 深을 마련해서 珍重하게 찔러라.

[11] 補自淺而入深하고 瀉直深而出淺하여

解曰=補法은 淺으로부터 深에 入하고 瀉法은 곧 깊게 찔러가지고 얕게 뽑아내서

[12] 爪而下者爲補오 爪而出者爲瀉라.

解曰=손톱으로 누르고 下鍼하는 것이 補가 되고 손톱으로 누르고 뽑는 것이 瀉가 된다.

[13] 輕輕批者無痛이오 急急批者有痛이라.

解曰=살살 비비면 아프지 않고 급히 비비면 아프다.

[14] 對貴賓者極敬이오 搏搤獸者無私라.

解曰=貴한 손님을 對하듯이 극진히 恭敬하고 猛獸를 때려잡듯이 私를 두지 말아라.

[15] 下鍼急而傷血이오 出鍼急而傷氣라

解曰=下鍼하기를 急히 하면 血을 傷하고 出鍼하기를 急히 하면 氣를 傷한다.

[16] 鍼芒從其經絡하여 補者隨而瀉迎하라.

解曰=鍼芒(鍼身)을 그 經絡을 따라서 補하는 건 隨하고

瀉하는 건 迎한다.

[17] 補九九而閉之하고 瀉六六而不閉라.

解曰=補法은 九九數로 비벼 찌르고 鍼구멍을 손으로 누르나 瀉法은 六六數로 비비고 鍼구멍을 누르지 않는다.

[18] 有血痕則宜閉니 瀉之不閉宜當이라.

解曰=血痕이 있으면 鍼구멍을 눌러 비비는 것이 妥當하니 瀉하는 것은 鍼구멍을 누르지 않는 것이 옳지 않겠는가.

[19] 食之前後勿鍼하라 鍼則昏倒不省이라.

解曰=밥 먹기 前이나 後에는 鍼을 주지 말라. 鍼을 준 즉 昏倒不省하는 수가 있다.

[20] 食前者則胃空이오 食後者則胃實이라.

解曰=밥 먹기 前에는 胃가 空하였고 밥 먹은 後에는 胃가 實하다.

[21] 昏倒卽 時勿懼하라 補三里而卽 醒이라.

解曰=昏倒한 卽時에는 겁내지 말아라. 三里를 補하면 곧 깨어난다.

[22] 昏倒省之未捷이어든 流動飮食最宜라.

解曰= 昏倒해서 얼른 깨어나지 않거든 米飮물을 흘려 넣어라.

[23] 見機轉而知之를 用兵者之有權이라.

解曰=見機而作하기를 用兵者의 權謀(變通)가 있듯 해야 한다.

[24] 病在左而鍼右하고 病在右而鍼左하라.

解曰=病이 左便에 있거든 右便을 鍼주고 病이 右便에 있거든 左便을 鍼주라.

[25] 子午之法勿論하라 舍岩經之最宜라.

　　解曰=子午之法流注法을 따지지 말라. 舍岩經이 가장 第
一 좋다.

[26] 銘其心而勿忘하라 應其手而有功이라.

　　解曰=이 法을 銘心不忘하라. 應手有功할 것이다.

[27] 樂浪城西老失는 露其拙而歌賦하노라.

　　解曰=樂浪城西의 늙은 지애비는 그 拙한 걸 드러내서 노
래하여 賦하노라.

「附」 後人歷驗特効方要抄

一. 婦人門

[1] 月經不調=三陰交 補, 臨泣 三間 通谷 前谷 瀉

[2] 月事不正=隱白 補, 瀉兼用

[3] 經病=小腸正格

[4] 崩漏帶下=三陰交 補

[5] 漏下不止=太衝 大敦 補

[6] 無子=胞門(氣穴의 別名이니 足少陰腎經에 屬하였으며 四滿下 一寸에 있나니 腹 中行에 去하기 各一寸) 子戶 灸 三百壯

[7] 不受胎孕=商丘 中極 三陰交 補

[8] 催孕及帶下=三陰交 合谷 太衝 補

[9] 未成 前에 落傷脫陰=三陰交 復溜 補

[10] 惡阻=少府 瀉

[11] 瀉死胎不下=合谷 補, 三陰交 照海內關 瀉

[12] 催生難産及下死胎=太衝 鍼 八分 補百息間 三陰交 瀉 五分(立時分解)

[13] 亂産=三陰交 補, 合谷 瀉, 或 至陰 灸

[14] 橫産難産=獨陰을 灸七壯 合谷 三陰交 瀉

[15] 一切難産=右足小指尖頭 灸三壯

[16] 産子上衝逼(핍)心欲死者=巨厥을 鍼하되 宜扶産母正 坐하여 用抱頭, 抱腰微偃(언)하고 鍼入六分이어던 留七 呼면 得氣卽 醒이니 如子掬母心者는 産下면 手心에 有 鍼痕하고 如頭頂母心者 人中에 有鍼痕하며 如子向後者

는 枕骨에 有鍼痕이니 是其驗也라.

[17] 胞衣不下=照海 內關 瀉, 合谷 補, 三陰交 瀉, 至陰 灸 又方=中極 肩井 瀉

[18] 脫陰=照海 補, 曲泉 太衝 瀉(梧桐油一器를 一日三次 服) 又方=三陰交 補

[19] 産後病=肝正格을 用한다.

[20] 産後下血=三陰交 補

[21] 産後血滯=三陰交 瀉

[22] 産後腹痛=肝正格을 用한다.

[23] 産後肉滯=三陰交 瀉

[24] 産後發熱=肝正格을 用한다.

[25] 産後風=大腸正格을 用한다.

[26] 無乳汁=少澤 補

[27] 乳腫=解谿 補, 臨泣 瀉, 又方=少澤 補

[28] 婦人五淋血痛=血海 氣海 三陰交 鍼

[29] 血塊=脾正格을 用한다.

[30] 婦人病=小腸正格을 用한다.

[31]女子十四五歲惡寒, 昏沈, 喉如曳(예)鉅=太衝 少府 補

二. 小兒門

[1] 急驚風=少商 魚際 上星 勞宮 人中 一分瀉(起死回生) 又方=太衝 少商瀉 又方=少商 人中一分 湧泉 瀉

[2] 漫驚風=上氣者는 湧泉을 瀉, 下氣者는 百會를 灸, 又 方=湧泉 百會 合谷 太衝 瀉, 又方=湧泉 百會 瀉, 合谷 太衝 從後 鍼

[3] 驚氣亂=太衝 補, 少府 瀉

252

[4] 蛔虫=公孫 曲池 內庭 合谷 鍼, 又方=承由 鍼

[5] 眼戴上=糸竹空 五處 鍼

[6] 麻眼=大骨空 小骨空 僕參 瀉, 大指角後 鍼 二分出血

[7] 重舌=少商 魚際 湧泉 瀉

[8] 重舌(木舌同)=承漿 勞宮 間使 瀉

[9] 嘔吐乳食=內關 補, 內庭 瀉

[10] 吐涎(연)=糸竹空 百會 鍼

[11] 吐血=陰谷 補 大陵 灸三壯

[12] 龜胸=肝正格 乳根 灸(艾炷는 小麥만큼 한다.)

[13] 龜背=肺兪 心兪 膈兪 灸(艾炷如小麥大)

[14] 脊反折=瘂門 風府 鍼

[15] 鱉腹(별복)(腹癖)=太衝 行間 大敦 中封을 選用하되 모두 瀉한다. 又方=太衝 補 合谷 瀉

[16] 臍風=然谷 灸三壯(艾炷如小麥大)

[17] 下腹痛=公孫 三陰交 瀉

[18] 腹脹=內庭 瀉

[19] 四肢無力=肺正格 (有精神者는 愈, 無精神者는 死, 面上을 간질여보라.)

[20] 語遲=勞宮 補

[21] 中風肘彎=內關 鍼

[22] 風丹(丹毒)=三里 曲池 補, 陽谷 陽谿 瀉

[23] 黃疸=至陽 下三里 內庭 腕骨 瀉

[24] 下淋=湧泉 三陰交 瀉

[25] 遺溺=陰陵泉 氣海 補

[26] 泄瀉=少衝 補, 又方=脾正格 又方=中衝 補, 曲澤 瀉

[27] 大便不通=照海 支溝 瀉

[28] 小便不通=三陰交 鍼三分 卽 通 又方=內庭 太衝 瀉

三. 中風門

[1] 中風=三里 然谷 瀉, 少海 補, 又方=少府 補, 太谿 瀉

[2] 卒風不語=三里迎 風池 陽谷 瀉, 二間 補

[3] 角弓反張=三里迎 風池 束骨 瀉, 陽谷 補, 又方=肺正格

[4] 半身不遂=大敦 補, 太白 瀉

[5] 中腑(半身不遂, 口眼喎斜, 言語不通)=風市 瀉, 太衝 補

[6] 五臟中風(喉如曳鋸(후여예거))=照海 湧泉 瀉

[7] 瘖(음)啞=風府 啞門 公孫 瀉, 魚際 灸五壯 又方=靈道 通谷 補, 又方=三里 地倉 鍼

[8] 口眼喎斜=液門 中渚 瀉, 陽谷 補, 又 小海 補, 然谷 瀉 又方=勞宮穴을 鍼한 다음 蓖麻子(비마자)를 反對便頰(협)上에 搗附(도부)하고 인두를 덥게 하여 대면 肉眼으로 보일만한 速度로 돌아간다. 又方=左喎면 右便, 右喎면 左便 地倉穴을 六分限刺하고 補瀉를 兼用하여 患者가 下顎을 三四度 動하기를 기다린 後에 出鍼하여 다시 頰車穴은 鍼한다.

[9] 口噤不開=頰車 承山 合谷 鍼

[10] 言語蹇澁=① 小傷心으로 因한 것은 心正格 ② 氣虛로 因한 것은 肺正格 ③ 肥厚者는 大敦 補, 太白 瀉

[11] 口噤痰塞 喉如鉋聲=脾正格

[12] 偏風口喎=勞宮 補, 照海 瀉

[13] 全身流注刺痛=絶骨 三陰交 瀉

254

[14] 全身痒如虫行=大腸正格 又 太衝 迎 陰谷理 大都 瀉

[15] 頭掉(心虛膽寒)=通里 臨泣 補

[16] 頭項强不回顧=後谿 鍼

[17] 目戴上=糸竹空 鍼

[18] 肩背痛=肩井 肩髃 鍼

[19] 肩連背痛=中渚 補

[20] 肩臂痛=三里 曲池 肩髃 補二次 又=大腸正格 又方=三間 瀉(肩臂痛이 左肩胛後者는 委中 瀉)

[21] 肘不能屈=腕骨 鍼

[22] 中風肘彎=內關 鍼

[23] 手腕無力=列缺 鍼

[24] 手掌心痛=湧泉 瀉

[25] 手瘙癢(수소양)=腕骨 灸 十宜 八邪 鍼

[26] 五指皆痛=外關 三里 絶骨 瀉

[27] 左癱=肝正格

[28] 右瘓=肺正格

[29] 兩手顫掉不能掘物=尺澤 腕骨 合谷 中渚 瀉

[30] 脚力不足=腕骨 三里 補, 委中 瀉

[31] 足掌心痛=勞宮 瀉

[32] 躄足=絶骨 環跳 瀉

[33] 兩足難移=三里 絶骨 瀉 又方=三里 委中 瀉

[34] 兩足顫掉不能移步=太衝 崑崙 陽陵泉 補

[35] 肢節痛=膽正格

[36] 四肢刺痛=商陽 竅陰 補, 陽谷 陽輔 瀉

[37] 人事不省=水溝 臨泣 合谷 鍼

[38] 歷節風=① 內踝前痛=腎正格 ② 外踝前痛=膀胱正格

[39] 風丹=三里 補, 陽谷 瀉

[40] 皮風=肺正格 又小腸正格

[41] 紅色 癮疹(은진)=大腸勝格

[42] 白色癮疹=大腸正格

四. 運傷寒門

① 一日=風府 ② 二日=二間 行間 ③ 三日=中渚 臨泣 ④ 四日=少商 隱白 ⑤五日=太谿 ⑥六日=中封 靈道 間使 ⑦ 未汗=期門 三里 又方=風池 魚際 經渠 瀉

五. 頭門

[1] 正頭痛=崑崙 三間 瀉

[2] 腦痛=肝兪 鍼

[3] 眉稜骨痛=臨泣 瀉

[4] 偏頭痛=風池 補, 絶骨 瀉 右取左, 左取右. 又方=三間 交 瀉(一次는 左, 一次는 右로 互相交瀉하는 것)

[5] 頭瘡=大腸正格

六. 眼門

[1] 雀目=臨泣 太衝 商陽皆 瀉(左取右, 右取左)

[2] 眼疾=臨泣 三間 合谷 太衝 行間皆 瀉(左取右, 右取左)

[3] 眼睛突出=湧泉 瀉(左取右, 右取左)

[4] 眼疾=大敦 太衝 僕參 瀉

[5] 上胞腫(다래끼)=隱白 瀉(左取右, 右取左)

[6] 下胞腫=臨泣 瀉(左取右, 右取左) 又左右通用方=後谿
三稜 鍼ㅇ로 刺出血

[7] 瞳子突出=陽谷 補, 然谷 瀉

[8] 兩眼浮合不能開=太衝 少衝 復溜 補, 太白 太谿 瀉

[9] 眼目諸疾=臨泣 瀉

[10] 瞳子痛=氣海 瀉

七. 耳門

[1] 耳聤生瘡=中渚 少府 瀉

八. 口舌咽喉門

[1] 舌風風出掉=大敦 少衝 補, 又方=手三里 左右交 瀉 靈
道 小海 實補 約瀉

[2] 舌下腫=大敦 補, 承漿 瀉 又方=三陰交 交瀉 或 隱白
瀉

[3] 舌瘡=三陰交 勞宮 瀉

[4] 舌齒腐爛=承漿 勞宮 各灸一壯

[5] 舌捲=液門 鍼

[6] 舌長=風府 瘂門 公孫 瀉, 魚際 灸五壯

[7] 咽乾=太淵 魚際 鍼

[8] 嚥食不下=膻中 灸

[9] 食不下=內關 魚際 三里 鍼 又方=臨泣 瀉, 陽谷 補

[10] 咽喉=照海 補

[11] 吐涎=糸竹空 百會 鍼

[12] 唇腫=手三里交 瀉

[13] 雙, 單蛾水不下=照海 然谷 三間 合谷皆 瀉

九. 雜病總括門

[1] 滯證=內庭 三里 三陰交 瀉

[2] 吐酸=陽谷 曲泉 補, 靈道 中封 瀉

[3] 吐瀉霍亂=三里 內庭 公孫 三陰交 瀉

[4] 嘔吐=脾正格

[5] 食積=肺正格

[6] 瘧病=大椎 人中 間使左右皆 瀉

[7] 心痛=心正格

[8] 神壓=臨泣 後谿 補, 通谷 前谷 瀉, 又方=商丘 鍼

[9] 吐血=陰谷補 中封 三里 瀉

[10] 瘀血咳血=太白 太淵 補, 曲池 瀉

[11] 小便不通=陰陵泉 三里 瀉, 通谷 補

[12] 大便不通=陰陵泉 三里 瀉, 又大腸正格

[13] 眩暈=太淵 補, 太白 瀉

[14] 胃脘痛(속앓이=胃痙攣)=胃正格

[15] 腹痛=大腸正格 又內關 補, 公孫 瀉

[16] 臍癧=公孫 瀉

[17] 食狗腹痛=少衝 瀉

[18] 怪疾腹痛=四關 先鍼하고 上衝者는 公孫을 瀉하고 吐者는 關衝을 瀉하고 轉筋者는 承山을 瀉하고 內關을 補한다.

[19] 腰通=腎正格 又膽正格 又委中 崑崙 瀉, 又方=二間 鍼 又方=太谿 補, 留五分乃至十分

[20] 腋下腫=中衝 瀉

[21] 腋下痰=中衝 補

[22] 陰痿=三陰交 百會 補

[23] 脫肛=大腸正格

[24] 走馬痰=風市 曲池 瀉

[25] 腦後腫=至陰 委中 瀉

[26] 鬚前腫=絶骨 中渚 瀉

[27] 瘰癧=臨泣 三間 瀉, 後頸生者=大腸正格 前頸者=肝正
格

[28] 連珠瘡=肝正格 小海 灸百壯

[29] 鼻瘡, 喉鼻瘡, 天疱瘡=液門 中渚 瀉, 陽谷 補

[30] 鶴膝痛=行間 內庭 俠谿 然谷瀉

[31] 滿身瘡=大腸正格

[32] 色瘡(매독)=腎正格

[33] 疫疾=太衝 少府 補(隨時雜證神効)

[34] 落傷=大敦 太衝 補, 大白 瀉

[35] 登山落傷=勞宮 補, 照海 瀉

[36] 落傷=① 腰部傷=公孫 鍼 ② 脇部傷=陽陵泉 臨泣
瀉 ③ 手臂傷=三間 瀉 又方=曲池 瀉 ④ 手背折傷=外關
瀉 八邪刺通便 ⑤ 脚部傷=公孫 瀉 ⑥脚足折傷=三里 瀉,
條口 瀉, 八邪通

[37] 腹脹=三里 內庭 鍼

[38] 火熱=曲池 三里 復溜 鍼

[39] 發狂=百勞(大椎穴의 別名) 間使 合谷 復溜 鍼

[40] 淋疾=肝正格

[41] 心痛食不下=中脘 鍼

[42] 消渴(糖尿病)=肝正格 又方=通谷 內庭 前谷 補, 陽谷

小海 解谿 瀉

[43] 便毒(가래톳)=太白 太谿 僕參 瀉

[44] 五痔=承山 長強 瀉

[45] 臍下冷痛=氣海 三陰交 灸補

[46] 全身風痰流注=三陰交 絶骨 瀉

[47] 煩熱不睡=絶骨 間使 瀉

[48] 心熱不寢=湧泉 瀉, 解谿 補

[49] 昏困不睡=曲池 陰陵泉 補瀉兼用 又方=上穴을 灸十
四壯

[50] 滯證=內庭 三里 瀉

[51] 霍亂=公孫 三里 三陰交 內庭 瀉 ① 傷署者 =胃正格
② 傷食者=脾正格 ③ 轉筋者=曲池 承山 瀉(手轉筋者=曲
池, 足轉筋者=承山) 又方=三里 內庭 公孫 四關皆 瀉

[52] 小腸痛(臍下一寸)=小腸正格

[53] 大腸痛(臍中痛)=大腸正格

[54] 溺水死=腎正格

[55] 虫心痛=巨闕 鍼後 灸三十壯 公孫 瀉

[56] 疝氣上衝=大敦 太谿 瀉

[57] 咳嗽=太淵 四關 合谷 補, 三里 瀉(一作三陰交 交瀉).

[58] 泄瀉=三里 內庭 瀉

[59] 痢疾=合谷 三里 瀉

[60] 熱上升=八邪 鍼

[61] 熱證皮膚瘙痒=八邪穴 鍼

舍岩道人鍼灸要訣(全)

초판 발행일　1955년
중판 발행일　2016년 5월 25일
개정판 1쇄 발행일　2024년 10월 10일
原　　著：舍岩道人
譯　　註：李泰浩
만 든 이 ：李貞玉
만 든 곳 ：杏林書院
서울시 은평구 수색로 340 <202호>
전화 : 02) 375-8571
팩스 : 02) 375-8573
이메일 : pyung1976@naver.com
등록번호 25100-2015-000103호
ISBN　979-11-89061-21-0　93510
정 가 25,000원